Kohlhammer

Die Autorinnen/der Autor

Prof. Dr. rer. nat. Franziska Rosenlöcher, Hebamme, Dipl. Psych., Professorin für Hebammenwissenschaft, leitet den Studiengang Hebammenwissenschaft an der Brandenburgischen Technischen Universität (BTU), Cottbus-Senftenberg.

Florian Schimböck, Gesundheits- und Krankenpfleger, Pflegewissenschaftler, Pflegepädagoge, akademischer Mitarbeiter für Pflegewissenschaft und klinische Pflege an der BTU Cottbus-Senftenberg.

Antje Börngen, freiberufliche Hebamme, Praxisanleiterin für Geburtshilfe, Trainerin Motivation und Stresskompetenz.

Franziska Rosenlöcher/
Florian Schimböck/Antje Börngen

Praxiseinsatz Hebammenstudium

Tätigkeitsnachweis und Protokolle
für Praxiseinsätze gemäß HebG und HebStPrV

Verlag W. Kohlhammer

Dieses Werk einschließlich aller seiner Teile ist urheberrechtlich geschützt. Jede Verwendung außerhalb der engen Grenzen des Urheberrechts ist ohne Zustimmung des Verlags unzulässig und strafbar. Das gilt insbesondere für Vervielfältigungen, Übersetzungen, Mikroverfilmungen und für die Einspeicherung und Verarbeitung in elektronischen Systemen.

Die Wiedergabe von Warenbezeichnungen, Handelsnamen und sonstigen Kennzeichen in diesem Buch berechtigt nicht zu der Annahme, dass diese von jedermann frei benutzt werden dürfen. Vielmehr kann es sich auch dann um eingetragene Warenzeichen oder sonstige geschützte Kennzeichen handeln, wenn sie nicht eigens als solche gekennzeichnet sind.

Es konnten nicht alle Rechtsinhaber von Abbildungen ermittelt werden. Sollte dem Verlag gegenüber der Nachweis der Rechtsinhaberschaft geführt werden, wird das branchenübliche Honorar nachträglich gezahlt.

Dieses Werk enthält Hinweise/Links zu externen Websites Dritter, auf deren Inhalt der Verlag keinen Einfluss hat und die der Haftung der jeweiligen Seitenanbieter oder -betreiber unterliegen. Zum Zeitpunkt der Verlinkung wurden die externen Websites auf mögliche Rechtsverstöße überprüft und dabei keine Rechtsverletzung festgestellt. Ohne konkrete Hinweise auf eine solche Rechtsverletzung ist eine permanente inhaltliche Kontrolle der verlinkten Seiten nicht zumutbar. Sollten jedoch Rechtsverletzungen bekannt werden, werden die betroffenen externen Links soweit möglich unverzüglich entfernt.

Grundsätzlich unterliegen die Inhalte dieses Werkes dem allgemeinen Copyright der W. Kohlhammer GmbH. Daraus folgt, dass eine Vervielfältigung des Werkes unzulässig ist, insbesondere, wenn eine solche mit dem Ziel erfolgt, dass das Werk von mehreren Personen genutzt werden soll. Die Auszeichnung einzelner im Werk enthaltener Dokumente als »Kopiervorlage« erlaubt es lediglich dem jeweiligen Käufer/Nutzer des Werkes, besagte »Kopiervorlagen« ausschließlich für den eigenen persönlichen Gebrauch zu vervielfältigen. Hierbei handelt es sich um Dokumente, die i. d. R. mehrfach während einer Einzelausbildung eingesetzt werden.

Für eine Institution wie z. B. eine Hochschule bedeutet oben Gesagtes: Jede(r) Studierende benötigt ihr/sein eigenes, persönliches – selbst oder durch die Institution erworbenes – Buch. Die Vervielfältigung des Buches zugunsten mehrerer Studierender verstößt gegen das Copyright der W. Kohlhammer GmbH und ist nicht erlaubt. Studierende dürfen als »Kopiervorlagen« ausgezeichnete Dokumente ihres persönlichen Buches zum Eigengebrauch vervielfältigen.

1. Auflage 2022

Alle Rechte vorbehalten
© W. Kohlhammer GmbH, Stuttgart
Gesamtherstellung: W. Kohlhammer GmbH, Stuttgart

Print:
ISBN 978-3-17-041318-4

E-Book-Formate:
pdf: ISBN 978-3-17-041319-1

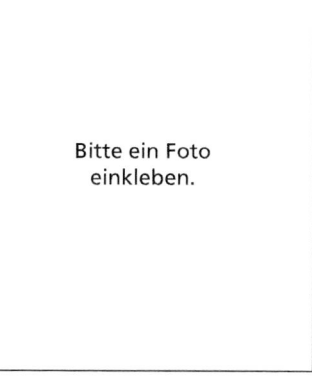

Bitte ein Foto einkleben.

Studierende*r:

Name, Vorname

Anschrift

Telefonnummer

E-Mail-Adresse

Hochschule:

Anschrift der Hochschule

Telefonnummer

E-Mail-Adresse

Inhalt

Teil I Der Praxiseinsatz

1	Einleitung	11
2	Schlüsselkompetenzen einer Hebamme	13
3	Praxisanleitung und Praxisbegleitung	16
4	Erfordernis des Tätigkeitsnachweises	18
5	Gesprächsleitfäden für Erst-, Zwischen- und Abschlussgespräch	19
	5.1 Erstgespräch	19
	5.2 Zwischengespräch	20
	5.3 Abschlussgespräch	20
6	Kompetenztabellen und Lern- und Praxisaufgaben	22

Teil II Nachweisdokumente für die Praxiseinsätze

7	Praxiseinsatz-Nachweis	25
8	Gesprächsprotokolle	27
	8.1 Gesprächsleitfaden Erstgespräch	27
	8.2 Gesprächsleitfaden Zwischengespräch	29
	8.3 Gesprächsleitfaden Abschlussgespräch	31
9	Kompetenztabellen: Übung der Kompetenzen	33
	9.1 Äußere Untersuchungen und Beckenmaße	33
	9.2 Neugeborenenpflege	35
	9.3 Wochenpflege	37
	9.4 Abnabeln und Erstversorgung des Neugeborenen	39
	9.5 Durchführung einer vaginalen Untersuchung	41
	9.6 Aufnahme einer Schwangeren	43
	9.7 Stillberatung	45
	9.8 Leitung der Eröffnungsphase	47
	9.9 Leitung der Austrittsphase	49
	9.10 Leitung der Nachgeburtsphase	51
	9.11 Geburtsvorbereitung in der Gruppe	53
	9.12 Rückbildungsgymnastik	55
	9.13 Schwangerenvorsorge	57
	9.14 Wochenbettbetreuung im häuslichen Umfeld	59
10	Lern- und Praxisaufgaben	61
	10.1 Äußere Untersuchung des Beckens und Erhebung der Beckenmaße	61
	10.2 Durchführung der Leopold-Handgriffe	62
	10.3 Ein CTG anlegen	63
	10.4 Durchführung einer vaginalen Untersuchung	64
	10.5 Erhebung der Anamnese	65
	10.6 Durchführung einer Vorsorgeuntersuchung	66
	10.7 Einzelstunde eines Geburtsvorbereitungskurses	68

11	**Praxiseinsatz: Kompetenz-Beurteilung**	69
12	**Tätigkeitsnachweise**	72

Teil III Anhang
Rechtliche Grundlagen und Literatur

1	**Gesetz über das Studium und den Beruf von Hebammen (Hebammengesetz – HebG)**	81
2	**Studien- und Prüfungsverordnung für Hebammen (HebStPrV)**	82

Literatur ... 85

Teil I Der Praxiseinsatz

1 Einleitung

Der Beruf der Hebamme ermöglicht einen einzigartigen Einblick in die Entstehung des Lebens und der Familie und vereint psychologische und medizinische Fachdisziplinen auf einmalige und außergewöhnliche Weise miteinander. Hebammen sind in den spannenden und besonderen Aufgabenfeldern der Bereiche Schwangerschaft, Geburt, Wochenbett und Familienarbeit tätig. Die Studierenden erwerben im Studium die Kompetenzen, um selbstständig und umfassend Frauen während der Schwangerschaft, bei der Geburt, während des Wochenbetts und während der Stillzeit zu beraten und zu betreuen. Sie erlangen die Fähigkeit, physiologische Geburten selbstständig zu leiten sowie die Neugeborenen zu untersuchen, zu pflegen und zu überwachen. Mit dem neuen Hebammengesetz (HebG, 2019) und der Verabschiedung der neuen Studien- und Prüfungsordnung für Hebammen (HebStPrV, 2020) wurden die Weichen für ein neues, zukunftsgerechtes und kompetenzorientiertes Hebammenstudium gelegt, in welchem gleichsam theoretisches und praktisches hebammenspezifisches Wissen und Können vermittelt werden sollen. Damit wird die EU-Richtlinie 2005/36/EG nun auch in Deutschland aktiv umgesetzt, wodurch Hebammen zukünftig ausschließlich hochschulisch ausgebildet werden.

Die gesetzliche Neuordnung verfolgt das Ziel, Hebammen zu eigenverantwortlichem und evidenzbasiertem Handeln zu befähigen. Damit soll den gesundheits- sowie bildungspolitischen Entwicklungen, aber auch den gesellschaftlichen und demografischen Veränderungen Rechnung getragen werden, welche das Aufgabenfeld der Hebammen in den westlichen Industrieländern verändert haben (Schönhardt et al., 2020). Das zunehmend höhere Alter der Erstgebärenden, die damit verbundenen Risiken während der Schwangerschaft, die hohe Anzahl an Kaiserschnittgeburten, die verkürzten Krankenhausaufenthalte sowie die steigende Zahl an Frauen mit Migrationshintergrund stellen dabei nur einen beispielhaften Ausschnitt dieser Entwicklungen dar (Power, 2016).

Mit der Vollakademisierung des Hebammenberufs wird man diesen Veränderungen vollumfänglich gerecht, da es nicht allein darum geht, zum praktischen Handeln zu befähigen, sondern die Profession auch im Hinblick auf Forschung und Lehre zu entwickeln und zu vertreten. Die akademische Hebammenausbildung erfolgt dabei in primärqualifizierenden Studiengängen, welche die berufliche Ausbildung sowie ein wissenschaftliches Studium verbinden und nach 6–8 Semestern im Abschluss des Studiums und in der Berufszulassung zur Hebamme münden.

Das Studium gliedert sich in einen berufspraktischen (mindestens 2.200 Stunden) und einen theoretischen, hochschulischen (mindestens 2.200 Stunden) Teil, wobei 200 Stunden nach der Entscheidung der jeweiligen Hochschule, zusätzlich entweder dem einen oder dem anderen Teil zugewiesen werden können.

Die theoretischen Grundlagen der Hebammentätigkeit werden in modular aufgebauten Lehrveranstaltungen über die Hochschulen vermittelt und stellen die Grundlage für den realen Praxiseinsatz und den Kompetenzerwerb in Skills- und Simulationstrainings dar. Diese wiederum spiegeln »geschützte Räume« wider, in welchen sich Studierende in praxisnahen Situationen ohne direkten Klientinnen- oder Patientinnenkontakt ausprobieren können, ohne Angst vor Fehlern haben zu müssen.

Um die Kompetenzen der theoretischen sowie praktischen Lehrveranstaltungen aufeinander zu beziehen, miteinander zu verknüpfen und weiterzuentwickeln, muss ein Transfer in die klinische Praxis erfolgen. Die reale Versorgung von Schwangeren, Gebärenden, Wöchnerinnen und Neugeborenen nimmt einen großen Anteil im Studium für Hebammen ein. Der berufspraktische Teil findet in Kooperation mit Krankenhäusern, freiberuflichen Hebammen oder mit ambulanten, hebammengeleiteten Einrichtungen statt. Beide Teile des Studiums sind essenziell und wechseln sich im Verlauf regelmäßig ab, um einen bestmöglichen Theorie-Praxis-Transfer zu gewährleisten und um den Studierenden optimale Lernbedingungen zu ermöglichen. In den Praxisphasen verbringen die Studierenden die meiste Zeit im Kreißsaal (über 32 Wochen), aber natürlich auch auf der Wochenstation (mindestens 7 Wochen), einer gynäkologischen Station und der Neonatologie (jeweils 2 Wochen). Zwölf Wochen der Praxiszeit dürfen die Studierenden aber auch in der außerklinischen Geburtshilfe absolvieren und ihre Erfahrungen bei einer freiberuflichen Hebamme, in einer Hebammenpraxis oder in einem Geburtshaus sammeln. Die Planung, Organisation, Begleitung, Beurteilung und Dokumentation dieser Praxiseinsätze liegen dabei in der Verantwortung der Hochschulen und der kooperierenden Einrichtungen.

Die Reform des Hebammengesetzes (HebG) von 2019, in welchem die Praxisanleitung als fester Bestandteil in § 13 (Praxiseinsätze) und § 14 (Praxisanleitung) enthalten ist sowie die in § 10 enthaltenen Anforderungen an die Qualifikation der Praxisanleitung in der Studien- und Prüfungsverordnung für Hebammen (HebStPrV, 2020) bilden die Grundlage für die zukünftige gezielte und zeitlich festgelegte Praxisanleitung während der Praxiseinsätze im Hebammenstudium. Diese Gesetzesänderungen bieten die Gelegenheit, Hebammenstudierende optimal auf die komplexe Hebammentätigkeit vorzubereiten. Die Praxisanleitung ist in § 13 Abs. 2 HebG genau geregelt und verdeutlicht in deren vorgegebenen hohen Zeitumfang innerhalb des Praxiseinsatzes die Wichtigkeit dieser Aufgabe:

»[…] Die Praxiseinsätze dürfen nur in Krankenhäusern, bei freiberuflichen Hebammen, in ambulanten hebammengeleiteten Einrichtungen oder weiteren Einrichtungen durchgeführt werden, […] die sicherstellen, dass die studierende Person während eines Praxiseinsatzes durch eine praxisanleitende Person im Umfang von mindestens 25 Prozent der von der studierenden Person während eines Praxiseinsatzes zu absolvierenden Stundenanzahl angeleitet wird. Abweichend von Satz 1 können die Länder bis zum Jahr 2030 einen geringeren Umfang für die Praxisanleitung vorsehen, jedoch nicht unter 15 Prozent der von der studierenden Person während eines Praxiseinsatzes zu absolvierenden Stundenanzahl. […]«

Ein Viertel der vorgegeben Praxiszeit soll zukünftig unter kompetenter Anleitung und Betreuung stattfinden und so die Studierenden optimal auf ihre vielfältigen und anspruchsvollen Tätigkeiten als Hebamme vorbereiten. Das Ziel von Praxisanleitung ist das selbstständige, kompetente durchführen von erlernten berufsbezogenen Tätigkeiten. Mit Hilfe einer gut geplanten Praxisanleitung kann der Grundstein für eine zuverlässige und eigenständige Arbeit gelegt werden. Die Studierenden erhalten dadurch die Möglichkeit, das in der Theorie erlernte Wissen unter fachkompetenter Anleitung durch vielfältige, sich bei Bedarf wiederholende Übungssequenzen in die Praxis umzusetzen. Die zu übende Tätigkeit wird dabei vorher von den Studierenden mit der praxisanleitenden Person vorbesprochen und der Wissensstand erfasst und nach der Durchführung im Sinne eines Reflexionsgespräches nachbesprochen (▶ Teil II, Kap. 8). Die neu gewonnenen Erkenntnisse durch die praktischen Übungen der Tätigkeiten fließen im Anschluss daran in das zukünftige theoretische Wissen ein und stellen somit den aktiven Schnittpunkt zwischen Theorie und Praxis dar. Die praktische Vermittlung der hebammenspezifischen Tätigkeiten umfasst dabei nicht nur das reine, praktische Handlungswissen, sondern ebenso die Vermittlung der dazugehörigen interaktiven und kommunikativen Fähigkeiten in Bezug auf die Anleitung und Beratung von Schwangeren, Gebärenden und Wöchnerinnen.

Die im Buch »Praxiseinsatz Hebammenstudium« enthaltenen Anforderungen an die Praxiseinsätze sind mit detaillierten Tabellen mit den geforderten Kompetenzen unterlegt und können als schriftlicher Tätigkeitsnachweise für die Praxisanleitung im Sinne der gesetzlich geforderten Dokumentation der Praxiseinsätze genutzt werden (▶ Teil II, Kap. 9). Die den Kompetenzen entsprechenden beispielhaften Lern- und Praxisaufgaben sind inhaltlich aufeinander aufgebaut, ergänzen die tabellarisch erfassten Ansprüche an den Praxiseinsatz und können in der Praxisanleitung bzw. Praxisbegleitung eingesetzt werden, um die Handlungskompetenz der Studierenden zu fördern und verschiedenartige Fertigkeiten der Hebammenarbeit zu trainieren (▶ Teil II, Kap. 10). In diesem Buch sollen exemplarisch, ohne einen Anspruch auf Vollständigkeit zu erheben, Lern- und Praxisaufgaben und die genannten Tabellen zur Nutzung oder als Anregung für eigene Aufgaben und Übersichten zum Kompetenzerwerb, dargestellt werden. Grundsätzlich können die Lern- und Praxisaufgaben so oft wiederholt werden, wie es notwendig ist oder einzelne Aspekte der komplexeren Aufgaben können einzeln trainiert werden. Die einzelnen Kompetenzen in den Tabellen können ebenso variabel wiederholt, ausgebaut oder vereinfacht werden. Wichtig bei der Umsetzung ist, dass die vorgegebenen Zeiten für die Praxisanleitung eingehalten werden und die Kompetenzen innerhalb der Studienzeit erworben werden. Die Umsetzung der gesetzlichen Anforderungen an die Praxisanleitung stellt eine der großen Herausforderungen der Studiengänge für Hebammen dar und bildet die Grundlage für eine qualitativ hochwertige praktische Lehre.

2   Schlüsselkompetenzen einer Hebamme

In § 9 Absatz 3 des HebG werden die zentralen Kompetenzen beschrieben, welche im Rahmen des Studiums erlangt werden sollen:

»Das Hebammenstudium soll dazu befähigen,

1. hochkomplexe Betreuungsprozesse einschließlich Maßnahmen der Prävention und Gesundheitsförderung im Bereich der Hebammentätigkeit auf der Grundlage wissenschaftsbasierter und wissenschaftsorientierter Entscheidungen zu planen, zu steuern und zu gestalten,
2. sich Forschungsgebiete der Hebammenwissenschaft auf dem neuesten Stand der gesicherten Erkenntnisse erschließen und forschungsgestützte Problemlösungen wie auch neue Technologien in das berufliche Handeln übertragen zu können sowie berufsbezogene Fort- und Weiterbildungsbedarfe zu erkennen,
3. sich kritisch-reflexiv und analytisch sowohl mit theoretischem als auch praktischem Wissen auseinandersetzen und wissenschaftsbasiert innovative Lösungsansätze zur Verbesserung im eigenen beruflichen Handlungsfeld entwickeln und implementieren zu können und
4. an der Entwicklung von Qualitätsmanagementkonzepten, Risikomanagementkonzepten, Leitlinien und Expertenstandards mitzuwirken.«

In Anlage 1 der HebStPrV werden diese im Hinblick auf die staatliche Prüfung noch detaillierter ausgeführt. Die einzelnen Kompetenzen beschreiben dabei nicht nur Faktenwissen, sondern umfassen auch kritische Analyse- und Synthesefähigkeiten, Meinungsbildung sowie praktische Fertigkeiten im Kontext von Schwangerschaft, Geburt und Wochenbett.

Um aus diesen ausführlichen Kompetenzkatalogen unterstützende Praxisdokumente gestalten zu können, lohnt es sich dem Ganzen eine vereinfachte inhaltliche Struktur zu geben. In der Literatur gibt es mehrere Veröffentlichungen, die sich mit dem Thema Schlüsselkompetenzen einer Hebamme auseinandersetzen (Butler et al., 2008; Nicholls & Webb, 2006; Pehlke-Milde, 2009). In einem Beitrag von Schönhardt et al. (2020) werden die Erkenntnisse dieser Forschungsarbeiten zu sieben Schlüsselkompetenzen einer Hebamme zusammengeführt, welche zum Handeln im Beruf befähigen. Sie beschreiben in ihrer Veröffentlichung die Fach-, die Methoden-, analytisch-diagnostische Begründungs-, die Entscheidungs-, Steuerungs-, Handlungs-, die Kommunikationskompetenz sowie die Beziehungsfähigkeit, die intra- und interdisziplinäre Kooperation und die Reflexionsfähigkeit als Schlüsselkompetenzen. Diese Kompetenzen können noch in entsprechende Unterkategorien aufgegliedert werden und können so die Grundlage für ein Beurteilungsschema liefern. Die einzelnen Kategorien könnten dabei von den Studierenden im Sinne einer Selbsteinschätzung und von Praxisanleitenden bzw. Praxisbegleitenden im Sinne einer Fremdeinschätzung genutzt werden.

Basierend auf der zitierten Literatur soll an dieser Stelle die Möglichkeit für ein Kompetenz-Bewertungsschema vorgestellt werden. In der folgenden Abbildung (▶ Abb. 1) ist ein Modell dargestellt, in welchem die ausgewählten Kompetenzen für die Hebammenarbeit als Zahnrad-Modell im Sinne eines Getriebes abgebildet sind. In der Mitte des Zahnrad-Modells befinden sich das Hebammenstudium und die Hebammenwissenschaft. Darum angeordnet, eng miteinander verzahnt, sind ausgewählte Kompetenzen angeordnet, welche ineinander übergreifen, sich gegenseitig bedingen und sich im Verlauf des Studiums parallel entwickeln müssen. Es verdeutlicht, dass alle Kompetenzen für die Hebammentätigkeit wichtig und notwendig sind und »reibungslos« ineinander übergreifen müssen, wie bei einem technischen Getriebe.

Die Untergruppen der übergeordneten Kompetenzen können als Beurteilungsgrundlage genutzt werden und sind in dem Zahnrad-Modell im Sinne eines Kompetenzrades oder Beurteilungsnetzes in der nächsten Abbildung (▶ Abb. 2) dargestellt. Die Verwendung von Kompetenzrädern, -scheiben oder -netzen dient mehr der Visualisierung von Selbst- und Fremdeinschätzung und weniger einer objektiven Gesamtbewertung.

Darüber hinaus kann die Entwicklung von Kompetenzen nicht ausschließlich über den Nachweis einzelner Tätigkeiten abgebildet werden. Die Kompetenzen können aber auch klassisch in Tabellenform dargestellt werden, wie es der Praxis-Kompetenz-Beurteilungsbogen zeigt (▶ Teil II, Kap. 11). Der Detailgrad der Beurteilung und die Menge der verwendeten Items, pro übergeordnete Kompetenz, können variieren und die Beurteilungstabelle soll nur ein Beispiel für Beurteilungsbögen darstellen. Zudem sind auch nicht alle Kompetenzen mit Abschluss des Studiums vollends entwickelt, sondern erfordern eines lebenslangen Lernens (Schönhardt et al., 2020).

Für die Einschätzung der Leistungen können unterschiedliche Bewertungssysteme herangezogen werden und die Hochschule entscheidet auf der Grundlage der jeweiligen Studien- und Prüfungsverordnung über die Art und Weise der Bewertung. Beispielsweise können Leistungen nicht benotet werden und eine Einordnung in die grundlegenden Kategorien »bestanden« oder »nicht bestanden« kann erfolgen. Werden die Leistungen benotet, so kann beispielsweise das jeweilige Notensystem der Hochschule genutzt werden:

»*sehr gut (1,0/1,3)*«,
eine Leistung, die den Anforderungen in besonderem Maße entspricht.

»*gut (1,7/2,0/2,3)*«,
eine Leistung, die über den durchschnittlichen Anforderungen liegt.

»*befriedigend (2,7/3,0/3,3)*«,
eine Leistung, die durchschnittlichen Anforderungen genügt.

»*ausreichend (3,7/4,0)*«,
eine Leistung, die trotz ihrer Mängel noch den Anforderungen genügt.

»*nicht ausreichend (5,0)*«,
eine Leistung, die wegen erheblicher Mängel den Anforderungen nicht mehr genügt.

Es kann aber auch mit einer verbalen Rating-Skala gearbeitet werden, in welcher die Werte durch Worte oder Begriffsgruppen repräsentiert werden:

»*lernend*«,
eine Leistung, die erhebliches Verbesserungspotenzial und Übungsbedarf aufweist.

»*kompetent*«,
eine Leistung, die praxissicher durchgeführt wird und dem Ausbildungsstand entspricht.

»*routiniert*«,
eine Leistung, die routiniert wirkt und selbstständig im klinischen Alltag ausgeführt wird.

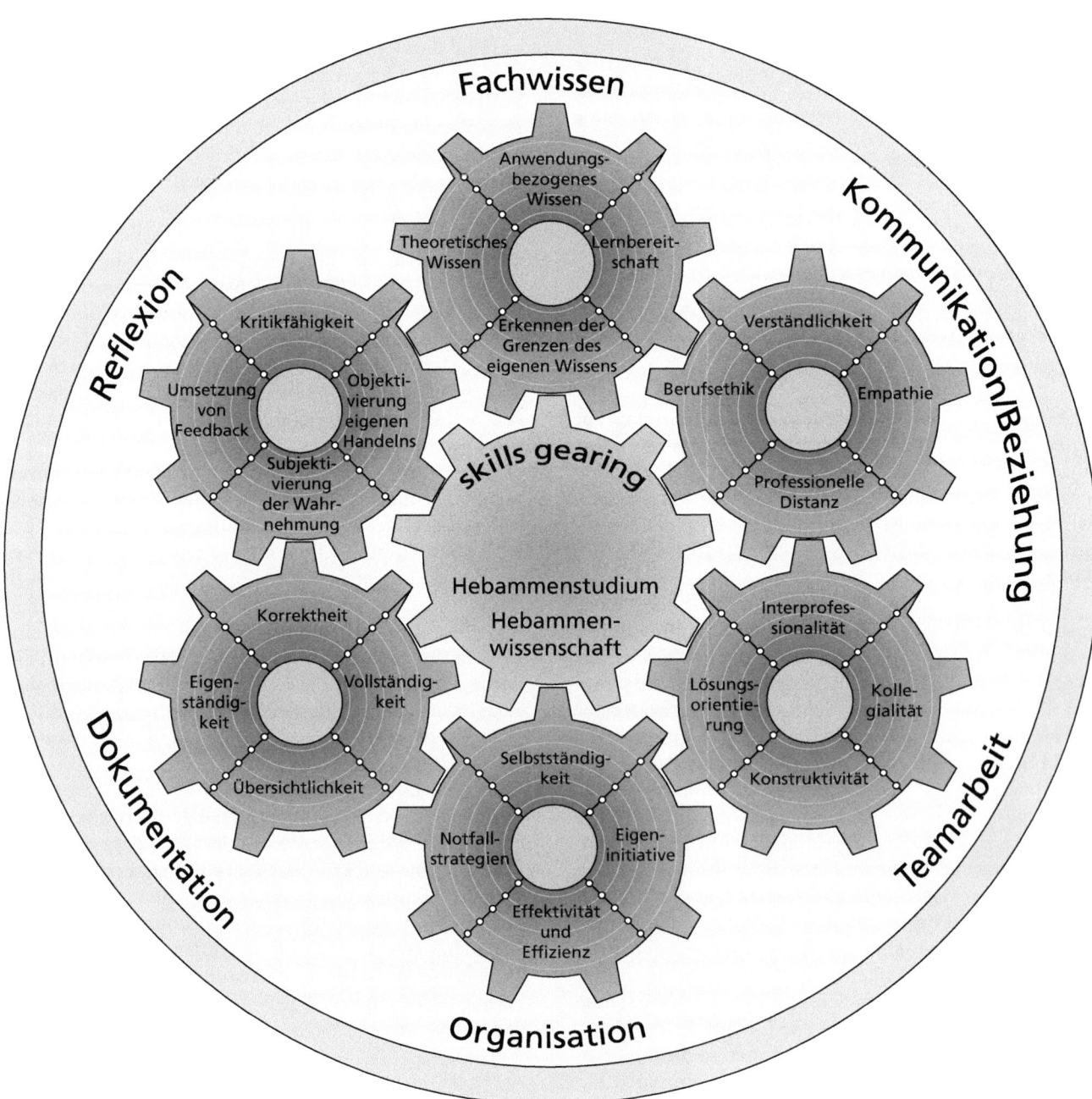

Abb. 1: Verzahnung der Kompetenzen

2 Schlüsselkompetenzen einer Hebamme

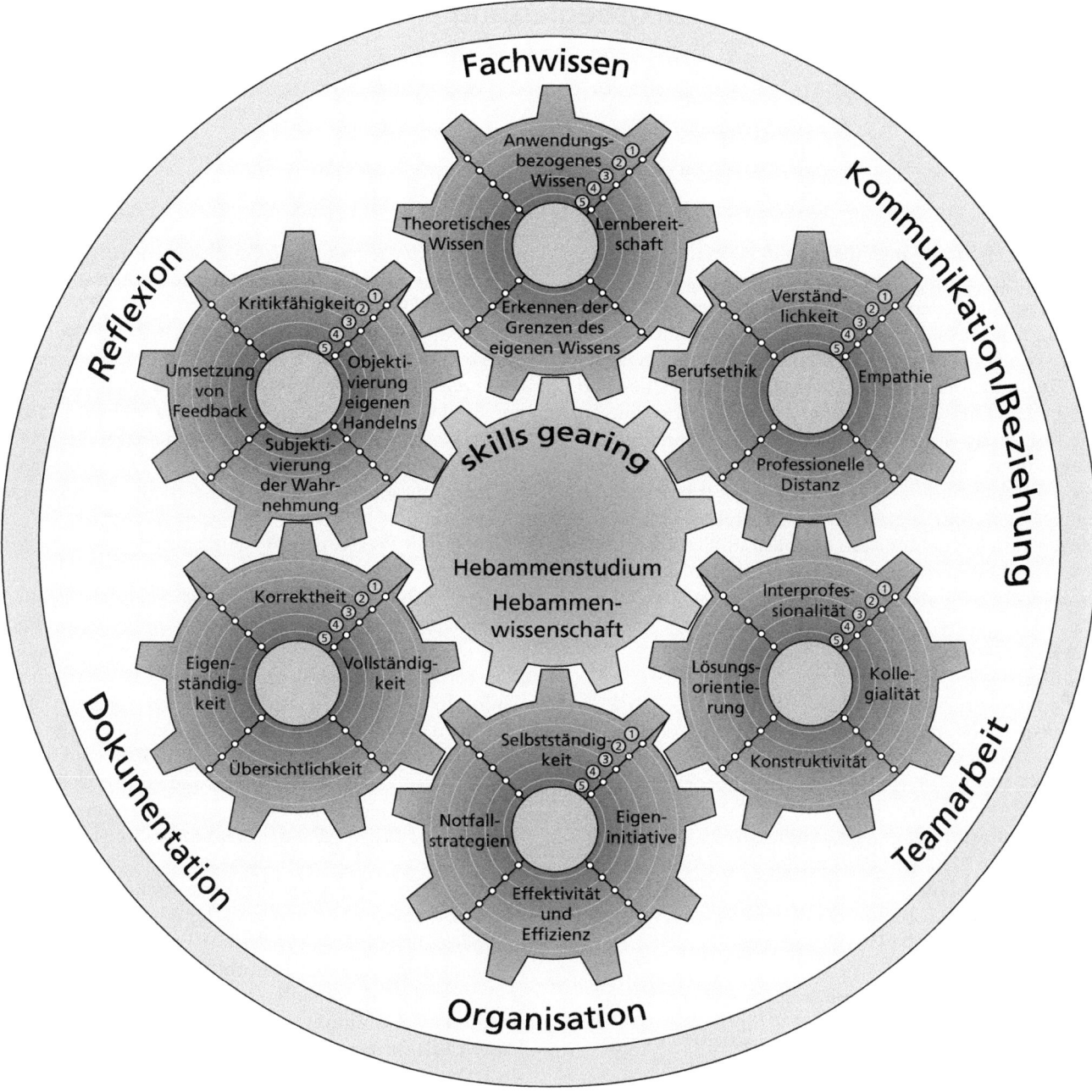

Abb. 2: Verzahnung der Kompetenzen mit Beurteilungsschema

3 Praxisanleitung und Praxisbegleitung

Das neue HebG als auch die HebStPrV beschreiben ein Hochschulstudium, in welches die komplette Hebammenausbildung integriert ist, vergleichbar mit der hochschulischen Pflegeausbildung. Die berufspraktischen Anteile in Form von Praxiseinsätzen werden dabei in einer geeigneten Gesundheitseinrichtung absolviert. Dadurch teilen sich die Hochschule und die kooperierenden Einrichtungen die Koordination und Begleitung der berufspraktischen Ausbildung. Damit einhergehend stehen alle Beteiligten vor der Herausforderung Lernangebote zu entwickeln, die einen hohen Praxisbezug aufweisen, praktische Kompetenzen auf Hochschulniveau anstoßen und zu einem theoriegeleiteten Verständnis der Praxis führen (Darmann-Finck & Reuschenbach 2018).

Der Gesetzgeber unterscheidet hierbei zwischen:

- Praxisanleitung und
- Praxisbegleitung.

Gemäß § 13 Abs. 2 HebG müssen die kooperierenden Einrichtungen eine Praxisanleitung im Umfang von mindestens 15 Prozent während eines Praxiseinsatzes gewährleisten. Ab dem Jahr 2030 wird der Anteil auf 25 Prozent erhöht. Dies gilt sowohl für klinische als auch außerklinische Praxis des Hebammenstudiums. Wer zur Praxisanleitung befähigt ist wird in § 10 HebStPrV geregelt:

»(1) Zur Praxisanleitung befähigt ist eine Person, wenn sie
1. über eine Erlaubnis zum Führen der Berufsbezeichnung
   a) ›Hebamme‹ nach § 5 Absatz 1 des Hebammengesetzes oder
   b) ›Hebamme‹ oder ›Entbindungspfleger‹ nach § 1 Absatz 1 des Hebammengesetzes in der bis zum 31. Dezember 2019 geltenden Fassung verfügt,
2. über Berufserfahrung als Hebamme in dem jeweiligen Einsatzbereich von mindestens zwei Jahren verfügt,
3. eine berufspädagogische Zusatzqualifikation im Umfang von mindestens 300 Stunden absolviert hat und
4. kontinuierliche berufspädagogische Fortbildungen im Umfang von mindestens 24 Stunden jährlich absolviert.«

Es wird deutlich, dass die Praxisanleitung im Kreißsaal, auf den Wochenstationen und bei Praxiseinsätzen im ambulanten Bereich bei freiberuflich tätigen Hebammen, Hebammenpraxen oder in hebammengeleiteten Einrichtungen immer durch Hebammen erfolgen muss. Diese müssen darüber hinaus über zusätzliche berufspädagogische Kompetenzen verfügen. Der Deutsche Hebammen Verband (DHV) empfiehlt in diesem Zusammenhang, dass die Zusatzqualifikation sowie die Fortbildungen langfristig an den Hochschulen angesiedelt werden sollen. Eine sinnvolle Initiative, da es auf lange Sicht für Hebammen einfacher sein wird, die Studierenden auf dem Qualifikationsniveau anzuleiten, auf dem das Studium selbst stattfindet (DHV, 2021).

Die Aufgabe der praxisanleitenden Personen ist es die Studierenden Schritt für Schritt an die im Hebammenberuf relevanten Aufgaben sowie Tätigkeiten heranzuführen, die Lernprozesse im jeweiligen Praxiseinsatz zu begleiten und die praktischen Leistungen der Studierenden zu bewerten. Darüber hinaus fungieren Praxisanleitende als Kontaktpersonen zwischen Praxiseinrichtung und Hochschule.

Neben der Praxisanleitung wurde mit der Praxisbegleitung ein weiteres Element in das Hebammenstudium integriert. Nach § 17 HebG muss die Praxisbegleitung durch die Hochschulen in »angemessenem Umfang« sichergestellt werden. Ein Mindestumfang sowie konkrete Aufgaben werden in diesem Zusammenhang nicht benannt, wodurch viel Interpretationsspielraum verbleibt. Das schafft auf der einen Seite eine gewisse gestalterische Freiheit, hat aber zum Nachteil, dass der zeitliche und personelle Aufwand nicht rechtlich begründbar ist, wie bei den exakten zeitlichen Vorgaben zur Praxisanleitung. Die Bedeutung und Wichtigkeit der Praxisbegleitung ist nicht zu unterschätzen und die Aufgaben sind vielfältig und betreffen sowohl konzeptionelle, organisatorische Bereiche, wie auch die theoretische und praktische Wissensvermittlung.

Im Rahmen der Praxisbegleitung unterstützt die Hochschule die berufspraktische Ausbildung der Studierenden und berät die Praxisanleitenden in Angelegenheiten der praktischen Ausbildung. Den Lehrenden der Hochschulen wird damit eine komplexe Steuerungsaufgabe zuteil im Rahmen derer sie die Rahmenbedingungen für alle Bildungs- und Lernprozesse gestalten. Das bedeutet, dass Ausbildungsstandards entwickelt, Lernziele aus den Kompetenzen formuliert und Methoden zur Zielerreichung konzipiert werden müssen. In der Zusammenarbeit mit Studierenden liegt der Fokus auf dem Initiieren von Reflexionsprozessen zu den Praxiserfahrungen und dem Einschätzen der praktischen Leistungen. In der Zusammenarbeit mit Praxisanleitenden übernimmt die Praxisbegleitung eine beratende Rolle und soll bei pädagogisch-didaktischen Fragen unterstützen. Darüber hinaus gilt es aber auch, die Ausbildungsqualität der praktischen Ausbildung zu evaluieren und gemeinsam mit praxisanleitenden Personen im Rahmen von »Lernortkooperationstreffen« bzw. »Praxiskonferenzen« zu verbessern (Lüftl, 2019).

Eine ausführliche Darstellung der Aufgaben von Praxisanleitung und Praxisbegleitung im Gesundheitsbereich findet sich bei Arens (2015). In der folgenden Tabelle (▶ Tab. 1) werden die wesentlichen Aufgaben zusammengefasst:

Tab. 1: Beispielhafte Darstellung von Aufgaben der Praxisanleitung und Praxisbegleitung (eigene Zusammenstellung nach Arens 2015, S. 26–49)

Aufgaben der Praxisanleitung	Aufgaben der Praxisbegleitung
Schrittweises Heranführen an die eigenständige Wahrnehmung und Durchführung beruflicher Aufgaben	Unterstützung und Betreuung der praktischen Ausbildung der Studierenden durch Besuche in der Praxis
Durchführung eines individuellen Erst-, Zwischen und Abschlussgesprächs mit den Studierenden	Aufarbeitung von Fragen zusammen mit den Studierenden sowie Beratung im Lernprozess
Unterstützung bei der Bearbeitung hochschulischer Praxisaufträge	Supervision der Studierenden
Einschätzung des Kenntnisstandes und der praktischen Fertigkeiten der Studierenden	Beurteilung von Leistungen während der praktischen Ausbildung
Kontakt und Informationsaustausch mit den Hochschulen sicherstellen	Kontakt und Informationsaustausch mit den kooperierenden Einrichtungen gewährleisten
Mitwirkung bei der Planung und Gestaltung der praktischen Ausbildung	Beratung von Praxisanleitenden in Bezug auf pädagogische Fragen
Entwicklung und Evaluierung spezifischer Lernangebote in der Praxis	Evaluierung und Verbesserung der praktischen Ausbildungsqualität
Teilnahme an Fort- und Weiterbildungsangeboten	Abnahme und Bewertung praktischer Berufsabschlussprüfungen

Zusammenfassend kann hier festgehalten werden, dass die praktische Ausbildung auf dem Zusammenspiel dreier Akteure fußt: den Praxisanleitenden, den Praxisbegleitenden und den Studierenden. Auch wenn in den bisherigen Ausführungen eine gemeinsame Gestaltungsverantwortung skizziert wird, so stellt sich dennoch die Frage, ob die Rolle der Studierenden nicht noch deutlicher herausgearbeitet werden sollte. Ein aktiver Part der Lernenden im Kontext der »Lernortkooperationstreffen« bzw. der »Praxiskonferenzen« könnte eine Möglichkeit sein, um gemeinsam an der Ausgestaltung der praktischen Ausbildung zu arbeiten und eine Balance zwischen den Akteuren zu erreichen.

4   Erfordernis des Tätigkeitsnachweises

Trotz dessen, dass die Entwicklung der benannten Schlüsselkompetenzen auf sehr individuellen Lernwegen erfolgt, sieht der Gesetzgeber in § 12 der HebStPrV vor, dass Studierende einen Tätigkeitsnachweis führen. Dieser ist insofern von Bedeutung, als dass eine Zulassung zur staatlichen Prüfung nur erfolgen kann, wenn besagter Tätigkeitsnachweis vorgelegt wird.

In Anlage 3 der HebStPrV wird der Inhalt der Praxiseinsätze näher ausgeführt. Die dort festgehaltenen Tätigkeiten bilden dabei die Grundlage für den Tätigkeitsnachweis nach § 12 der HebStPrV:

> 1. Beratung Schwangerer mit mindestens 100 vorgeburtlichen Untersuchungen,
> 2. Überwachung und Pflege von mindestens 40 Frauen während der Geburt,
> 3. Durchführung von mindestens 40 Geburten durch die studierende Person selbst; wenn diese Zahl nicht erreicht werden kann, kann sie im begründeten Ausnahmefall auf 30 Geburten gesenkt werden, sofern die studierende Person außerdem an 20 weiteren Geburten teilnimmt,
> 4. aktive Teilnahme an ein oder zwei Steißgeburten; ist dies aufgrund einer ungenügenden Zahl von Steißgeburten nicht möglich, ist der Vorgang zu simulieren,
> 5. Durchführung des Scheidendammschnitts und Einführung in die Vernähung der Wunde; die Praxis der Vernähung umfasst die Vernähung der Episiotomien und kleiner Dammrisse und kann im begründeten Ausnahmefall auch simuliert werden,
> 6. Überwachung und Pflege von 40 gefährdeten Schwangeren, Frauen während der Geburt und Frauen im Wochenbett,
> 7. Überwachung und Pflege, einschließlich Untersuchung von mindestens 100 Frauen im Wochenbett und 100 gesunden Neugeborenen,
> 8. Überwachung und Pflege von Neugeborenen, einschließlich Frühgeborenen, Spätgeborenen sowie von untergewichtigen und kranken Neugeborenen,
> 9. Pflege pathologischer Fälle in der Frauenheilkunde und Geburtshilfe,
> 10. Einführung in die Pflege pathologischer Fälle in der Medizin und Chirurgie.«

Vorschläge für die tabellarische Erfassung der Tätigkeitsnachweise befinden sich im zweiten Teil (▶ Teil II, Kap. 12).

5 Gesprächsleitfäden für Erst-, Zwischen- und Abschlussgespräch

Der Beginn eines Praxiseinsatzes ist mit einer Fülle von Informationen verbunden, die auf Studierende wie auch Praxisanleitende zukommen. Damit einhergehend besteht die Gefahr, dass essenzielle Inhalte untergehen, weshalb strukturierte und dokumentierte Vorgehensweisen im Sinne von Checklisten und Gesprächsleitfäden zur Qualitätssicherung der praktischen Ausbildung beitragen. Ziel dieser Gesprächsleitfäden ist es, auf Basis der individuellen Reflexion der Ausbildungssituation der Studierenden, die Ziele und Inhalte der Praxisphase mit den allgemeinen und besonderen Lernangeboten der kooperierenden Praxiseinrichtung abzustimmen, festzulegen und am Ende gemeinsam zu evaluieren. Die Leitfäden sollen dabei nicht als starres Konstrukt verstanden werden, sondern vielmehr als Hilfsmittel um den Praxiseinsatz auf die individuellen Bedarfe und Bedürfnisse der Studierenden auszurichten und Transparenz für alle Beteiligten zu schaffen (Scherpe & Schneider, 2010). Sie können nach den Bedürfnissen der jeweiligen Praxiseinrichtungen modifiziert werden.

5.1 Erstgespräch

Das Erstgespräch ist als Orientierungs- und Planungsgespräch zu verstehen und findet in der Regel in den ersten Praktikumstagen bzw. innerhalb der ersten Praktikumswoche statt. Am Erstgespräch nehmen Praxisanleitende und Studierende teil. Die Reflexion der Ausbildungssituation sowie die Selbsteinschätzung dienen der Ermittlung des aktuellen individuellen Lernstandes und können sich an den in Kapitel 2 vorgestellten Schlüsselkompetenzen orientieren (▶ Teil I, Kap. 2). Zur Visualisierung kann auch das in Abbildung 1 skizzierte Kompetenznetz (▶ Abb. 1) genutzt werden. Die Reflexion und Selbsteinschätzung kann sich dabei an folgenden Beispielfragen orientieren:

- Welche Kompetenzen hat die/der Studierende bereits erworben?
- Welche Kompetenzen möchte die/der Studierende in diesem Praxiseinsatz erwerben?
- Welche Erwartungen hat die/der Studierende an den Praxiseinsatz?

Im besten Fall findet die Reflexion und Selbsteinschätzung nicht im Gespräch selbst statt, sondern wird von den Studierenden bereits vor Start der Praxisphase erarbeitet, zum Beispiel im Rahmen eines Praxisbegleitseminars oder des Selbststudiums.

Im Gespräch selbst bilden diese Informationen die Grundlage, um die Ziele des Praxiseinsatzes sowie die geplanten Anleitungen daran auszurichten. Für die gemeinsame Erarbeitung dieses Abschnitts können folgende Beispielfragen hilfreich sein:

- Welche Lernangebote gibt es in diesem Praxiseinsatz?
- Welche Kompetenzen können in diesem Praxiseinsatz angebahnt bzw. erworben werden?
- Welche individuellen Ziele setzt sich die/der Studierende?

Im weiteren Verlauf des Gesprächs kann auch auf relevante Lern- bzw. Praxisaufgaben eingegangen werden, die im Rahmen der Praxisphase durch die Studierenden bearbeitet werden sollen:

- Welche Lern- bzw. Praxisaufgaben wurden vonseiten der Hochschule gegeben?
- Welcher Unterstützungsbedarf besteht für die Bearbeitung dieser Aufgaben?

Der Abschluss des Gesprächs wird durch allgemeine Informationen (Ansprechpersonen, Dienst- und Pausenzeiten, Krankmeldung, usw.), Wünsche und konkrete Vereinbarungen gebildet:

- Welche Wünsche gibt es vonseiten der/des Studierenden als auch der/des Praxisanleitenden?
- Wann finden geplanten Praxisanleitungen statt?
- Wann finden geplante Praxisbegleitungen statt?
- Wann finden Zwischen- und Abschlussgespräch statt?

Die wesentlichen Aspekte des Gesprächs werden im entsprechenden Leitfaden stichpunktartig dokumentiert und von allen Beteiligen unterzeichnet (▶ Teil II, Kap. 9.1).

5.2 Zwischengespräch

Das Zwischengespräch ist als Verlaufs- und Entwicklungsgespräch zu verstehen und findet in der Regel zur Halbzeit des Praxiseinsatzes statt. Am Zwischengespräch nehmen Studierende und Praxisanleitende teil. Ziel des Gesprächs sollte eine erste Reflexion der bisherigen Praxiszeit sein. Damit wird der Status Quo erfasst und es können noch Anpassungen in den Zielen und Inhalten des restlichen Praktikums vorgenommen werden. Darüber hinaus soll aber auch die Fähigkeit zu einem professionell reflexiven Handeln angebahnt werden. Die Reflexion ermöglicht es Studierenden ihr Wissen und ihre Kompetenzen zu erkennen und gezielt weiterzuentwickeln. Durch den Einsatz von Zwischengesprächen kann diese Art von reflexivem Lernen nach und nach verinnerlicht werden (Johns, 2022). Hilfreiche Beispielfragen für die Reflexion können sein:

- Welches theoretische Wissen konnte in die Praxis transferiert werden?
- Wo und wie konnte dieser Transfer stattfinden?

Die gesammelten Informationen können als Ausgangslage für die Betrachtung der Ziele des Praxiseinsatzes herangezogen werden:

- Welche Kompetenzen konnten bereits angebahnt oder erworben werden?
- Welche Ziele aus dem Erstgespräch wurden bereits erreicht?
- Welche Erwartungen und Ziele sind noch offen?

Des Weiteren wird im Zwischengespräch auch der Bearbeitungsstand der Lern- bzw. Praxisaufgaben thematisiert. Wesentlich sind in diesem Zusammenhang folgende Fragen:

- Wie ist der Bearbeitungsstand der Lern- bzw. Praxisaufgaben?
- Welcher Unterstützungsbedarf besteht für die weitere Bearbeitung dieser Aufgaben?

Der Abschluss des Zwischengesprächs wird durch ergänzende Vereinbarungen und einen ersten Gesamteindruck bzw. Fazit der Praxisanleitenden gebildet:

- Welche Absprachen für die weitere Zusammenarbeit werden getroffen?
- Wie schätzt die/der Praxisanleitende die Leistung der/des Studierenden bisher ein?
- Welche Empfehlungen ergeben sich, um die Ziele bis zum Praktikumsende zu erreichen?

Die zentralen Gesprächsaspekte werden auch hier im entsprechenden Leitfaden dokumentiert und am Ende des Gesprächs von allen Beteiligten unterzeichnet (▶ Teil II, Kap. 9.2).

5.3 Abschlussgespräch

Das Abschlussgespräch ist als abschließendes Reflexions- als auch als Beurteilungsgespräch zu verstehen und findet im Regelfall in der letzten Praktikumswoche statt. Am Abschlussgespräch nehmen Studierende und Praxisanleitende teil. Vorbereitend auf das Gespräch reflektiert die/der Studierende die im Praxiseinsatz angebahnten, erworbenen und weiterentwickelten Kompetenzen. Wurde im Erstgespräch ein entsprechendes Kompetenznetz verwendet, so sollte dieses auch hier zur Selbsteinschätzung herangezogen werden. Damit lassen sich Veränderungen in den Schlüsselkompetenzen einfach visualisieren und sichtbar machen. Folgende Beispielfragen können die Reflexion und Selbsteinschätzung unterstützen:

- Welche Erfahrungen hat die/der Studierende in diesem Praxiseinsatz gemacht?
- Welche Kompetenzen wurden in dieser Praxisphase angebahnt oder erworben?
- Welche Erwartungen wurden erfüllt, welche nicht?
- Was lief besonders gut? Was lief weniger gut?

Im nächsten Schritt können dann die Ziele des Praxiseinsatzes betrachtet und reflektiert werden:

- Welche Lernangebote wurden genutzt? Was lief dabei gut, was weniger?
- Welche vereinbarten Ziele aus Erst- und Zwischengespräch wurden erreicht?
- Welche vereinbarten Ziele wurden nicht erreicht und warum?

Im Abschlussgespräch können zudem noch einmal die Lern- bzw. Praxisaufgaben angesprochen und betrachtet werden:

- Wurden die Lern- bzw. Praxisaufgaben der Hochschule bearbeitet?
- Wenn nein: Warum nicht? Was wäre für die Bearbeitung notwendig gewesen?

Ein wesentlicher Teil des Abschlussgesprächs bildet die Fremdeinschätzung durch die praxisanleitende Person. Wurde bisher ein Kompetenznetz oder ähnliches verwendet, so macht es Sinn, wenn dieses auch von der praxisanleitenden Person genutzt und die Fremdeinschätzung in einer anderen Farbe eingetragen wird (▶ Abb. 1). Damit lassen sich die Unterschiede in der Selbst- und Fremdeinschätzung nachvollziehbar darstellen und mit einer begleitenden Erläuterung argumentieren. Hilfreiche Beispielfragen können hier sein:

- Wie schätzt die/der Praxisanleitende die Kompetenzen der/des Studierenden ein?
- Was lief im Praxiseinsatz besonders gut?
- Was lief weniger gut?

Das Gespräch kann in einer Zusammenfassung und in einer Empfehlung bzw. Planung für den weiteren Verlauf des Studiums münden:

- Welche Empfehlungen für den weiteren Verlauf des Studiums ergeben sich?
- Welche Kompetenzen und Ziele sollten im nächsten Praktikum fokussiert werden?
- Was sollte die/der Studierende beibehalten und/oder weiter vertiefen?

Auch hier werden die besprochenen Punkte stichpunktartig im entsprechenden Leitfaden festgehalten und von allen Beteiligten abschließend signiert (▶ Teil II, Kap. 9.3). Die beispielhafte Umsetzung dieser Gesprächsleitfäden findet sich im zweiten Teil (▶ Teil II, Kap. 9).

6 Kompetenztabellen und Lern- und Praxisaufgaben

Die einzelnen Tätigkeiten, welche in den Kompetenztabellen enthalten sind, können geübt werden und die exemplarischen Lern- und Praxisaufgaben ergänzen die Kompetenztabellen. Aus jeder einzelnen Kompetenz können sowohl einfache als auch komplexe Lern- und Praxisaufgaben durch die Praxisanleitenden oder die hochschulisch tätigen Hebammen generiert werden. Ebenso kann die Liste der Kompetenzen durch die in Praxis oder Theorie tätigen Kollegen/-innen stetig ausgebaut werden.

Die einzelnen Tätigkeiten sollen erst in einer Hospitation aktiv wahrgenommen und beobachtet werden, bevor eine Demonstration durch die praxisanleitende Person erfolgt. Im Anschluss daran soll die Tätigkeit unter Anleitung durchgeführt werden und wenn die Tätigkeit nach Einschätzung der Praxisanleitung sicher und fachgerecht durchgeführt werden kann, auch selbstständig unter kompetenter Aufsicht. Wie oft jeder einzelne Vorgang wiederholt werden muss, bis das Ziel der Selbstständigkeit erreicht ist, ist abhängig von den Fähigkeiten und Fertigkeiten der Studierenden und der Einschätzung der praxisanleitenden Person. Es ist empfehlenswert mit einfachen Einzelhandlungen aus den Lernaufgaben oder aus den Kompetenztabellen zu beginnen, welche im Verlauf des jeweiligen Praxiseinsatzes zu immer komplexer werdenden Handlungsabläufen zusammengesetzt werden können. Natürlicherweise sollten die praktisch zu erlernenden Tätigkeiten dem jeweiligen hochschulischen Theorie- und Praxiscurriculum entsprechen und die theoretischen und praktischen Lehrinhalte sollten passgenau aufeinander abgestimmt sein.

Ebenso ist eine Steigerung der Komplexität und Schwierigkeit der geburtshilflichen Tätigkeiten innerhalb der Praxiseinsätze im Studienverlauf wünschenswert und notwendig, um auf die vielfältigen und umfangreichen Anforderungen der praktischen Prüfung sowie auf das eigenständige Arbeiten als Hebamme nach dem Studium vorzubereiten. Beispielsweise kann die äußerst komplexe Aufgabe der selbstständigen Leitung einer Geburt über das Studium hinweg in viele kleinere Teilziele der umfassenden Betreuungsaufgabe zerlegt werden, wie die Durchführung der äußeren oder inneren Untersuchung oder der Beratung zu verschiedenen Gebärstellungen. Der Schwierigkeitsgrad kann dabei ebenso angepasst werden, indem die gleiche Aufgabe zum einen während eines physiologischen oder zum anderen eines pathologischen Geburtsverlaufes durchgeführt wird. Für den Beginn des Trainings einer neuen Lernsituation sollte jedoch stets darauf geachtet werden, dass die Tätigkeiten die ersten Male in ruhigen Situationen durchgeführt werden, nicht in Notfällen. Das ermöglicht den Studierenden ihre Handlungsschritte genau zu planen und geordnet nacheinander durchzuführen. Nach mehrmaligem Üben und dem sicheren Beherrschen der Tätigkeiten, können die Tätigkeiten auch in schwierigen Situationen, unter sicherer Aufsicht der Praxisanleitung, trainiert werden.

Der Theorie-Praxis-Transfer kann durch die gelungene Durchführung der Praxisanleitung verbessert und optimiert werden und die theoretischen und praktischen Lehrinhalte sollten passgenau aufeinander abgestimmt sein. Für das Üben der Kompetenzen sind Zeitspannen für den Beginn des Trainings der Tätigkeiten empfohlen, aber keine konkreten Zeitpunkte. Jede Hochschule plant die Zeiträume, die Dauer und die Orte ihrer Praxiseinsätze über die gesamte Studiendauer selbst und deshalb müssen auch die Übungen der jeweiligen Tätigkeiten von den Hochschulen und den dazugehörigen Praxispartnern, passend zu ihren Praxiseinsätzen, selbst gewählt werden.

Die beispielhaften Lern- und Praxisaufgaben sind angelehnt an die Lernaufgaben der Methodik der *Problembasierten Praxisanleitung der Pflegeberufe* (Balzer, 2007). Nach dieser Theorie sollen Lernprozesse mit Hilfe des aktiven Problemlösens gefördert werden und die Aufgaben sind mehrphasig aufgebaut. In der ersten Phase soll eine theoretische Einordnung des Wissens- und Handlungsbereiches erfolgen, darauf folgt eine gedankliche Annäherung an die Thematik, in welcher die Studierenden inhaltlich, aber auch emphatisch auf die Thematik sensibilisiert werden und sie Fragen an die Praxisanleitung stellen können. Nach der Durchführung der Lernaufgaben unter Anleitung oder fortfolgend selbstständig durch die Studierende unter Beobachtung der Praxisanleitung erfolgt eine ausführliche Reflexion. Die kritische Auseinandersetzung mit der eigenen Leistung und der Weiterentwicklung der Konsequenzen bzw. der Identifikation von ausbaufähigen weiterhin übungsnotwendigen Fertigkeiten sind essenziell in diesem Prozess. Die Entwicklung der Kompetenzen kann über den Studienverlauf dokumentiert und objektiviert werden und in die vorgeschlagenen Erst-, Zwischen- und Abschlussgespräche eingebaut werden. Beispiele für Kompetenztabellen (▶ Teil II, Kap. 9) und Lern- und Praxisaufgaben (▶ Teil II, Kap. 10) werden im zweiten Teil vorgestellt. Der Nachweis über den Praxiseinsatz (▶ Teil II, Kap. 11) ist exemplarisch und kann für jeden Praxiseinsatz verwendet werden.

Teil II Nachweisdokumente für die Praxiseinsätze

7 Praxiseinsatz-Nachweis

Name

Kurs

Semester

Einsatz-Ort (KRS, Wochenstation, Gyn. Station, Pädiatrie, Externat)

Einsatz-Zeitraum

Praxisanleitung: Gesamtzeit (%)

Fehlzeiten im Einsatz

Leitende Hebamme/Stationsleitung

Ort/Datum

Unterschrift

Krankenhaus-/Klinik-/Stations-Stempel

Teil II Nachweisdokumente für die Praxiseinsätze

Allgemeine Informationen

_____
Studierende*r

_____ _____
Semester   Modul

Art des Einsatzortes:

☐ Krankenhaus   ☐ Ambulante Einrichtung   ☐ Freiberufliche Hebamme

_____
Station/Fachbereich

Zeitraum des Praktikums:

Von ____/____/_____ bis ____/____/_____

_____
Praxisanleiter*in

Gesamtstunden zum Praxiseinsatz

_____ _____
Soll-Stunden   Praxisanleitungsstunden

_____ _____
Ist-Stunden   Praxisbegleitungsstunden

____/____/_____   _____   _____
Datum   Unterschrift der leitenden Hebamme/Praxisanleitung   Stempel der Einrichtung

8 Gesprächsprotokolle

8.1 Gesprächsleitfaden Erstgespräch

Erstgespräch > Zwischengespräch > Abschlussgespräch

I. Allgemeine Informationen

Studierende*r

Semester   Modul

Art des Einsatzortes:

☐ Krankenhaus   ☐ Ambulante Einrichtung   ☐ Freiberufliche Hebamme

Station/Fachbereich

Zeitraum des Praktikums:

Von ____/____/_____ bis ____/____/_____

Praxisanleiter*in

II. Reflexion der Ausbildungssituation und Selbsteinschätzung

Reflexion der Ausbildungssituation:
Welche Kompetenzen habe ich bereits erworben? Welche Kompetenzen möchte ich in diesem Praxiseinsatz erwerben? Welche Erwartungen habe ich an den Praxiseinsatz?

Selbsteinschätzung:

Teil II Nachweisdokumente für die Praxiseinsätze

III. Ziele des Praxiseinsatzes

Welche Lernangebote gibt es in diesem Praxiseinsatz?

_____

_____

Welche Kompetenzen können in diesem Praxiseinsatz angebahnt bzw. erworben werden?

_____

_____

Welche individuellen Ziele werden für diesen Praxiseinsatz gesetzt?

_____

_____

IV. Lern- und Praxisaufgaben für den Praxiseinsatz

Welche Lern- bzw. Praxisaufgaben wurden vonseiten der Hochschule gegeben?

_____

_____

Welcher Unterstützungsbedarf besteht für die Bearbeitung dieser Aufgaben?

_____

_____

V. Informationen zum Lernort, Vereinbarungen und Termine

Informationen zum Lernort:

☐ Organisation   ☐ Räumlichkeiten   ☐ Pausenregelung   ☐ Umgang mit Problemen/Konflikten

☐ Arbeitsaufbaluf   ☐ Dienstplan   ☐ Krankemeldung   ☐ _____

Vereinbarungen und Termine:

_____   Zwischengespräch ____/____/_____

_____   Abschlussgespräch ____/____/_____

____/____/_____   _____   _____
Datum   Unterschrift der leitenden Hebamme/Praxisanleitung   Stempel der Einrichtung

8.2 Gesprächsleitfaden Zwischengespräch

Erstgespräch > **Zwischengespräch** > Abschlussgespräch

I. Reflexion der Ausbildungssituation und Selbsteinschätzung

Reflexion des bisherigen Praxiseinsatzes:
Welches theoretische Wissen konnte in die Praxis transferiert werden? Wo und wie konnte dieser Transfer stattfinden? Welche Kompetenzen konnten bereits angebahnt/erworben werden? Was läuft besonders gut? Was läuft weniger gut?

___

Selbsteinschätzung:

___

II. Ziele des Praxiseinsatzes

Welche Kompetenzen konnten in diesem Praxiseinsatz bereits angebahnt bzw. erworben werden?

___

Welche Ziele aus dem Erstgespräch wurden bereits erreicht?

___

Welche Erwartungen und Ziele sind noch offen?

___

Teil II Nachweisdokumente für die Praxiseinsätze

III. Lern- und Praxisaufgaben für den Praxiseinsatz

Wie ist der Bearbeitungsstand der Lern- bzw. Praxisaufgaben?

_____
_____

Welcher Unterstützungsbedarf besteht für die weitere Bearbeitung dieser Aufgaben?

_____
_____
_____

IV. Ergebnis, Vereinbarungen und Termine

Wie schätzt die/der Praxisanleitende die Leistung der/des Studierenden bisher ein?

_____
_____
_____

Welche Empfehlungen ergeben sich, um die Ziele bis zum Praktikumsende zu erreichen?

_____
_____
_____

____/____/_____   _____   _____
Datum   Unterschrift Studierende*r   Unterschrift Praxisanleiter*in

8.3 Gesprächsleitfaden Abschlussgespräch

Erstgespräch > Zwischengespräch > **Abschlussgespräch**

I. Reflexion der Ausbildungssituation und Selbsteinschätzung

Reflexion des Praxiseinsatzes:
Welche Erfahrungen hat die/der Studierende in diesem Praxiseinsatz gemacht?
Welche Kompetenzen wurden in dieser Praxisphase angebahnt oder erworben?
Welche Erwartungen wurden erfüllt, welche nicht? Was lief besonders gut? Was lief weniger gut?

_____
_____
_____
_____

Selbst- und Fremdeinschätzung:

_____
_____
_____
_____

II. Ziele des Praxiseinsatzes

Welche Lernangebote wurden genutzt? Was lief dabei gut, was weniger?

_____
_____

Welche vereinbarten Ziele aus Erst- und Zwischengespräch wurden erreicht?

_____
_____

Welche vereinbarten Ziele wurden nicht erreicht und warum?

_____
_____

III. Lern- und Praxisaufgaben für den Praxiseinsatz

Wurden die Lern- bzw. Praxisaufgaben der Hochschule bearbeitet?

_____
_____

Wenn nein: Warum nicht? Was wäre für die Bearbeitung notwendig gewesen?

_____
_____

IV. Empfehlungen und Planung für das weitere Studium

Welche Empfehlungen für den weiteren Verlauf des Studiums ergeben sich?
Welche Kompetenzen und Ziele sollten im nächsten Praktikum fokussiert werden?
Was sollte die/der Studierende beibehalten und/oder weiter vertiefen?

_____
_____
_____
_____

____/____/_____　　　　　　_____
Datum　　　　　　　　　　　　Beurteilung

_____　　_____　　_____
Unterschrift Studierende*r　　Unterschrift Praxisbegleiter*in　　Stempel der Einrichtung und
　　　　　　　　　　　　　　　　　　　　　　　　　　　　　　Unterschrift Praxisanleiter*in

9 Kompetenztabellen: Übung der Kompetenzen

9.1 Äußere Untersuchungen und Beckenmaße

Praxis-Ort: Kreißsaal, Schwangerenvorsorge, Freiber. Hebamme, amb. hebammengel. Einrichtung
Zeitpunkt: Übung der Tätigkeiten ab dem 1. Studienjahr empfohlen

_____   _____
Gesamtzeit der Praxisanleitung   Unterschrift Praxisanleitung

Die Kompetenzen entsprechen der HebStPrV, Anlage 1 (zu § 1, § 3 Absatz 1, § 6 Absatz 1, § 7 Absatz 1 und 2, § 13 Absatz 1, § 21 Absatz 1, § 24 Absatz 1, § 28 Absatz 1 und 2, § 45 Absatz 3, § 48 Absatz 2, § 49 Absatz 1 und § 50 Absatz 2). Die Inhalte entsprechen der HebStPrV, Anlage 3 (zu § 8, Absatz 2, den §§ 12 und 18, Absatz 2).

Kompetenzen Die*Der *Studierende* ...	Hospitation	Demonstration durch Praxisanleitung	Übung unter Praxisanleitung	Selbstständige Durchführung unter Aufsicht der Praxisanleitung
... kennt die geburtshilflich relevanten Leopold-Handgriffe zur Feststellung der Kindslage und die Veränderung des Höhenstandes der Gebärmutter im Schwangerschaftsverlauf und kkann folgende äußere Untersuchungen durchführen: • Erster Leopold-Handgriff • Zweiter Leopold-Handgriff • Dritter Leopold-Handgriff • Vierter Leopold-Handgriff (im Geburtsverlauf)	____/____/_____ Datum _____ Dauer _____ Unterschrift PA _____ Unterschrift ST ____/____/_____ Datum _____ Dauer _____ Unterschrift PA _____ Unterschrift ST	____/____/_____ Datum _____ Dauer _____ Unterschrift PA _____ Unterschrift ST ____/____/_____ Datum _____ Dauer _____ Unterschrift PA _____ Unterschrift ST	____/____/_____ Datum _____ Dauer _____ Unterschrift PA _____ Unterschrift ST ____/____/_____ Datum _____ Dauer _____ Unterschrift PA _____ Unterschrift ST	____/____/_____ Datum _____ Dauer _____ Unterschrift PA _____ Unterschrift ST ____/____/_____ Datum _____ Dauer _____ Unterschrift PA _____ Unterschrift ST
... kennt den anatomischen Aufbau des Beckens und kann die äußere Vermessung des Beckens mittels Beckenzirkel durchführen: • Distantia spinarum • Distantia cristarum • Distantia trochanterica • Conjugata externa • Conjugata vera obstetrica (Berechnung)	____/____/_____ Datum _____ Dauer _____ Unterschrift PA _____ Unterschrift ST ____/____/_____ Datum _____ Dauer _____ Unterschrift PA _____ Unterschrift ST	____/____/_____ Datum _____ Dauer _____ Unterschrift PA _____ Unterschrift ST ____/____/_____ Datum _____ Dauer _____ Unterschrift PA _____ Unterschrift ST	____/____/_____ Datum _____ Dauer _____ Unterschrift PA _____ Unterschrift ST ____/____/_____ Datum _____ Dauer _____ Unterschrift PA _____ Unterschrift ST	____/____/_____ Datum _____ Dauer _____ Unterschrift PA _____ Unterschrift ST ____/____/_____ Datum _____ Dauer _____ Unterschrift PA _____ Unterschrift ST

Kompetenzen Die*Der *Studierende* ...	Hospitation	Demonstration durch Praxis- anleitung	Übung unter Praxis- anleitung	Selbstständige Durch- führung unter Aufsicht der Praxisanleitung
... kann die Michaelis Raute am Rücken der Frau erkennen und das Aussehen richtig interpretieren. ... kann die Messung des Leibesumfangs. ... kann die Messung des Symphysen-Fundus-Abstands. ... kann der Frau nach den Untersuchungen die erho- benen Befunde erklären und Fragen dazu beantworten.	___/___/_____ Datum _____ Dauer _____ Unterschrift PA _____ Unterschrift ST ___/___/_____ Datum _____ Dauer _____ Unterschrift PA _____ Unterschrift ST	___/___/_____ Datum _____ Dauer _____ Unterschrift PA _____ Unterschrift ST ___/___/_____ Datum _____ Dauer _____ Unterschrift PA _____ Unterschrift ST	___/___/_____ Datum _____ Dauer _____ Unterschrift PA _____ Unterschrift ST ___/___/_____ Datum _____ Dauer _____ Unterschrift PA _____ Unterschrift ST	___/___/_____ Datum _____ Dauer _____ Unterschrift PA _____ Unterschrift ST ___/___/_____ Datum _____ Dauer _____ Unterschrift PA _____ Unterschrift ST
... erkennt Abweichungen von den physiologischen Beckenmaßen und Besonder- heiten bei der äußeren Unter- suchung mit den Leopold- Handgriffen (z. B. BEL) und informiert Hebammen und ärztliche Kolleg*innen.	___/___/_____ Datum _____ Dauer _____ Unterschrift PA _____ Unterschrift ST ___/___/_____ Datum _____ Dauer _____ Unterschrift PA _____ Unterschrift ST	___/___/_____ Datum _____ Dauer _____ Unterschrift PA _____ Unterschrift ST ___/___/_____ Datum _____ Dauer _____ Unterschrift PA _____ Unterschrift ST	___/___/_____ Datum _____ Dauer _____ Unterschrift PA _____ Unterschrift ST ___/___/_____ Datum _____ Dauer _____ Unterschrift PA _____ Unterschrift ST	___/___/_____ Datum _____ Dauer _____ Unterschrift PA _____ Unterschrift ST ___/___/_____ Datum _____ Dauer _____ Unterschrift PA _____ Unterschrift ST
... dokumentiert die durch- geführten Handlungen und Untersuchungsergebnisse vollständig in der durch den jeweiligen Praxisort vorge- gebenen Art und Weise. ... kann die geltenden hygie- nischen Regeln des jeweiligen Praxisortes sicher und selbst- ständig anwenden.	___/___/_____ Datum _____ Dauer _____ Unterschrift PA _____ Unterschrift ST ___/___/_____ Datum _____ Dauer _____ Unterschrift PA _____ Unterschrift ST	___/___/_____ Datum _____ Dauer _____ Unterschrift PA _____ Unterschrift ST ___/___/_____ Datum _____ Dauer _____ Unterschrift PA _____ Unterschrift ST	___/___/_____ Datum _____ Dauer _____ Unterschrift PA _____ Unterschrift ST ___/___/_____ Datum _____ Dauer _____ Unterschrift PA _____ Unterschrift ST	___/___/_____ Datum _____ Dauer _____ Unterschrift PA _____ Unterschrift ST ___/___/_____ Datum _____ Dauer _____ Unterschrift PA _____ Unterschrift ST

9.2 Neugeborenenpflege

Praxis-Ort: Kreißsaal, Wochenstation, Freiber. Hebamme, amb. hebammengel. Einrichtung
Zeitpunkt: Übung der Tätigkeiten ab dem 1. Studienjahr empfohlen

_____   _____
Gesamtzeit der Praxisanleitung   Unterschrift Praxisanleitung

Die Kompetenzen entsprechen der HebStPrV, Anlage 1 (zu § 1, § 3 Absatz 1, § 6 Absatz 1, § 7 Absatz 1 und 2, § 13 Absatz 1, § 21 Absatz 1, § 24 Absatz 1, § 28 Absatz 1 und 2, § 45 Absatz 3, § 48 Absatz 2, § 49 Absatz 1 und § 50 Absatz 2). Die Inhalte entsprechen der HebStPrV, Anlage 3 (zu § 8, Absatz 2, den §§ 12 und 18, Absatz 2).

Kompetenzen Die*Der *Studierende* …	Hospitation	Demonstration durch Praxisanleitung	Übung unter Praxisanleitung	Selbstständige Durchführung unter Aufsicht der Praxisanleitung
… kennt die Entwicklung des Neugeborenen und die Besonderheiten der frühen und späten Neugeborenenperiode. … führt pflegerische Maßnahmen der Neugeborenenpflege fachgerecht durch und • hat ein fachgerechtes Handling, • kann das Neugeborene fachgerecht An- und Auskleiden. • kann fachgerecht Wickeln und den Windelbereich reinigen. • kann den Nabel fachgerecht versorgen und ggf. pflegen.	___/___/_____ Datum _____ Dauer _____ Unterschrift PA _____ Unterschrift ST ___/___/_____ Datum _____ Dauer _____ Unterschrift PA _____ Unterschrift ST	___/___/_____ Datum _____ Dauer _____ Unterschrift PA _____ Unterschrift ST ___/___/_____ Datum _____ Dauer _____ Unterschrift PA _____ Unterschrift ST	___/___/_____ Datum _____ Dauer _____ Unterschrift PA _____ Unterschrift ST ___/___/_____ Datum _____ Dauer _____ Unterschrift PA _____ Unterschrift ST	___/___/_____ Datum _____ Dauer _____ Unterschrift PA _____ Unterschrift ST ___/___/_____ Datum _____ Dauer _____ Unterschrift PA _____ Unterschrift ST
… beobachtet das Verhalten des Neugeborenen und beachtet seine Hautfarbe, -beschaffenheit; Atmung; Ausscheidungen; Vitalwerte, Körpertemperatur; Trinkverhalten, Wachheitszustand; Grundtonus, Motorik; physiologische Ikterus.	___/___/_____ Datum _____ Dauer _____ Unterschrift PA _____ Unterschrift ST ___/___/_____ Datum _____ Dauer _____ Unterschrift PA _____ Unterschrift ST	___/___/_____ Datum _____ Dauer _____ Unterschrift PA _____ Unterschrift ST ___/___/_____ Datum _____ Dauer _____ Unterschrift PA _____ Unterschrift ST	___/___/_____ Datum _____ Dauer _____ Unterschrift PA _____ Unterschrift ST ___/___/_____ Datum _____ Dauer _____ Unterschrift PA _____ Unterschrift ST	___/___/_____ Datum _____ Dauer _____ Unterschrift PA _____ Unterschrift ST ___/___/_____ Datum _____ Dauer _____ Unterschrift PA _____ Unterschrift ST

Teil II Nachweisdokumente für die Praxiseinsätze

Kompetenzen Die*Der *Studierende* ...	Hospitation	Demonstration durch Praxisanleitung	Übung unter Praxisanleitung	Selbstständige Durchführung unter Aufsicht der Praxisanleitung
... kennt Vorsorgeuntersuchungen (U2, U3, ...), das Neugeborenen-Screening und die Prophylaxen (Rachitis, Karies) sowie die das Hüft- und Hörscreening und weist die Eltern darauf hin und kann die Notwendigkeit erklären. ... kann den Eltern das An- und Auskleiden, pflegerische Maßnahmen beim Kind, wie Wickeln und Reinigen und das Handling erklären und unterstützt sie beim Erlernen. ... kann den Eltern das Baden des Kindes erklären und zeigen.	___/___/_____ Datum _____ Dauer _____ Unterschrift PA _____ Unterschrift ST ___/___/_____ Datum _____ Dauer _____ Unterschrift PA _____ Unterschrift ST	___/___/_____ Datum _____ Dauer _____ Unterschrift PA _____ Unterschrift ST ___/___/_____ Datum _____ Dauer _____ Unterschrift PA _____ Unterschrift ST	___/___/_____ Datum _____ Dauer _____ Unterschrift PA _____ Unterschrift ST ___/___/_____ Datum _____ Dauer _____ Unterschrift PA _____ Unterschrift ST	___/___/_____ Datum _____ Dauer _____ Unterschrift PA _____ Unterschrift ST ___/___/_____ Datum _____ Dauer _____ Unterschrift PA _____ Unterschrift ST
... erkennt Abweichungen von der physiologischen frühen und späten Neugeborenen-Phase oder Notfälle und informiert Hebammen und ärztliche Kollegen*innen der Pädiatrie/Neonatologie. ... berücksichtigt bekannte anamnestische Risikofaktoren von Mutter und Kind und hat bereits im Vorfeld der Geburt Hebammen und ärztliche Kolleg*innen der Pädiatrie/Neonatologie mit einbezogen.	___/___/_____ Datum _____ Dauer _____ Unterschrift PA _____ Unterschrift ST ___/___/_____ Datum _____ Dauer _____ Unterschrift PA _____ Unterschrift ST	___/___/_____ Datum _____ Dauer _____ Unterschrift PA _____ Unterschrift ST ___/___/_____ Datum _____ Dauer _____ Unterschrift PA _____ Unterschrift ST	___/___/_____ Datum _____ Dauer _____ Unterschrift PA _____ Unterschrift ST ___/___/_____ Datum _____ Dauer _____ Unterschrift PA _____ Unterschrift ST	___/___/_____ Datum _____ Dauer _____ Unterschrift PA _____ Unterschrift ST ___/___/_____ Datum _____ Dauer _____ Unterschrift PA _____ Unterschrift ST
... dokumentiert die durchgeführten Handlungen und Untersuchungsergebnisse vollständig in der durch den jeweiligen Praxisort vorgegebenen Art und Weise. ... kann die geltenden hygienischen Regeln des jeweiligen Praxisortes sicher und selbstständig anwenden.	___/___/_____ Datum _____ Dauer _____ Unterschrift PA _____ Unterschrift ST ___/___/_____ Datum _____ Dauer _____ Unterschrift PA _____ Unterschrift ST	___/___/_____ Datum _____ Dauer _____ Unterschrift PA _____ Unterschrift ST ___/___/_____ Datum _____ Dauer _____ Unterschrift PA _____ Unterschrift ST	___/___/_____ Datum _____ Dauer _____ Unterschrift PA _____ Unterschrift ST ___/___/_____ Datum _____ Dauer _____ Unterschrift PA _____ Unterschrift ST	___/___/_____ Datum _____ Dauer _____ Unterschrift PA _____ Unterschrift ST ___/___/_____ Datum _____ Dauer _____ Unterschrift PA _____ Unterschrift ST

9.3 Wochenpflege

Praxis-Ort: Kreißsaal, Freiber. Hebamme, amb. hebammengel. Einrichtung
Zeitpunkt: Übung der Tätigkeiten ab dem 1. Studienjahr empfohlen

_____   _____
Gesamtzeit der Praxisanleitung   Unterschrift Praxisanleitung

Die Kompetenzen entsprechen der HebStPrV, Anlage 1 (zu § 1, § 3 Absatz 1, § 6 Absatz 1, § 7 Absatz 1 und 2, § 13 Absatz 1, § 21 Absatz 1, § 24 Absatz 1, § 28 Absatz 1 und 2, § 45 Absatz 3, § 48 Absatz 2, § 49 Absatz 1 und § 50 Absatz 2). Die Inhalte entsprechen der HebStPrV, Anlage 3 (zu § 8, Absatz 2, den §§ 12 und 18, Absatz 2).

Kompetenzen Die*Der *Studierende* …	Hospitation	Demonstration durch Praxisanleitung	Übung unter Praxisanleitung	Selbstständige Durchführung unter Aufsicht der Praxisanleitung
… führt pflegerische Maßnahmen in der Betreuung der gesunden Wöchnerin fachgerecht durch, unter Beachtung und Kontrolle … • des Allgemeinbefindens, • der Vitalzeichen, • des Fundusstandes, • der Lochien, • der Ausscheidungen, • der Ödeme, • der Varizen.	___/___/___ Datum Dauer Unterschrift PA Unterschrift ST ___/___/___ Datum Dauer Unterschrift PA Unterschrift ST	___/___/___ Datum Dauer Unterschrift PA Unterschrift ST ___/___/___ Datum Dauer Unterschrift PA Unterschrift ST	___/___/___ Datum Dauer Unterschrift PA Unterschrift ST ___/___/___ Datum Dauer Unterschrift PA Unterschrift ST	___/___/___ Datum Dauer Unterschrift PA Unterschrift ST ___/___/___ Datum Dauer Unterschrift PA Unterschrift ST
… soll die Physiologie des Stillens kennen und die gesunde Wöchnerin dazu grundlegend zur Bedeutung und Wichtigkeit des Stillens beraten können. … eine Übung zur Stillberatung ist in einer weiteren Kompetenztabelle vorgesehen und könnte in diese Aufgaben integriert werden.	___/___/___ Datum Dauer Unterschrift PA Unterschrift ST ___/___/___ Datum Dauer Unterschrift PA Unterschrift ST	___/___/___ Datum Dauer Unterschrift PA Unterschrift ST ___/___/___ Datum Dauer Unterschrift PA Unterschrift ST	___/___/___ Datum Dauer Unterschrift PA Unterschrift ST ___/___/___ Datum Dauer Unterschrift PA Unterschrift ST	___/___/___ Datum Dauer Unterschrift PA Unterschrift ST ___/___/___ Datum Dauer Unterschrift PA Unterschrift ST

Kompetenzen Die*Der *Studierende* ...	Hospitation	Demonstration durch Praxisanleitung	Übung unter Praxisanleitung	Selbstständige Durchführung unter Aufsicht der Praxisanleitung
... unterstützt die Wöchnerin bei der Körperpflege und hilft beim Waschen oder Duschen bei Bedarf. ... unterstützt die Wöchnerin in der neuen Lebensphase und bespricht ihre Gefühle, Ängste und Sorgen. ... unterstützen den Beziehungs- und Bindungsaufbau zwischen Mutter und Kind und der Familie und sorgt für eine möglichst ungestörte Umgebung. ... bietet angepasste Übungen für die Wochenbettgymnastik an.	___/___/___ Datum Dauer Unterschrift PA Unterschrift ST ___/___/___ Datum Dauer Unterschrift PA Unterschrift ST	___/___/___ Datum Dauer Unterschrift PA Unterschrift ST ___/___/___ Datum Dauer Unterschrift PA Unterschrift ST	___/___/___ Datum Dauer Unterschrift PA Unterschrift ST ___/___/___ Datum Dauer Unterschrift PA Unterschrift ST	___/___/___ Datum Dauer Unterschrift PA Unterschrift ST ___/___/___ Datum Dauer Unterschrift PA Unterschrift ST
... erkennt Abweichungen vom physiologischen Wochenbettverlauf unter Beobachtung und Kontrolle ... • des Allgemeinbefindens, • der Vitalzeichen, • des Fundusstandes, • der Lochien, • der Ausscheidungen, • der Wundheilung, • und informiert Hebammen • und ärztliche Kolleg*innen.	___/___/___ Datum Dauer Unterschrift PA Unterschrift ST ___/___/___ Datum Dauer Unterschrift PA Unterschrift ST	___/___/___ Datum Dauer Unterschrift PA Unterschrift ST ___/___/___ Datum Dauer Unterschrift PA Unterschrift ST	___/___/___ Datum Dauer Unterschrift PA Unterschrift ST ___/___/___ Datum Dauer Unterschrift PA Unterschrift ST	___/___/___ Datum Dauer Unterschrift PA Unterschrift ST ___/___/___ Datum Dauer Unterschrift PA Unterschrift ST
... dokumentiert die durchgeführten Handlungen und Untersuchungsergebnisse vollständig in der durch den jeweiligen Praxisort vorgegebenen Art und Weise. ... kann die geltenden hygienischen Regeln des jeweiligen Praxisortes sicher und selbstständig anwenden.	___/___/___ Datum Dauer Unterschrift PA Unterschrift ST ___/___/___ Datum Dauer Unterschrift PA Unterschrift ST	___/___/___ Datum Dauer Unterschrift PA Unterschrift ST ___/___/___ Datum Dauer Unterschrift PA Unterschrift ST	___/___/___ Datum Dauer Unterschrift PA Unterschrift ST ___/___/___ Datum Dauer Unterschrift PA Unterschrift ST	___/___/___ Datum Dauer Unterschrift PA Unterschrift ST ___/___/___ Datum Dauer Unterschrift PA Unterschrift ST

9.4 Abnabeln und Erstversorgung des Neugeborenen

Praxis-Ort: Kreißsaal, Freiber. Hebamme, amb. hebammengel. Einrichtung
Zeitpunkt: Übung der Tätigkeiten ab dem 1. Studienjahr empfohlen

_____   _____
Gesamtzeit der Praxisanleitung   Unterschrift Praxisanleitung

Die Kompetenzen entsprechen der HebStPrV, Anlage 1 (zu § 1, § 3 Absatz 1, § 6 Absatz 1, § 7 Absatz 1 und 2, § 13 Absatz 1, § 21 Absatz 1, § 24 Absatz 1, § 28 Absatz 1 und 2, § 45 Absatz 3, § 48 Absatz 2, § 49 Absatz 1 und § 50 Absatz 2). Die Inhalte entsprechen der HebStPrV, Anlage 3 (zu § 8, Absatz 2, den §§ 12 und 18, Absatz 2).

Kompetenzen Die*Der Studierende ...	Hospitation	Demonstration durch Praxisanleitung	Übung unter Praxisanleitung	Selbstständige Durchführung unter Aufsicht der Praxisanleitung
... kennt die Physiologie und den Ablauf der extrauterinen Adaptation des Neugeborenen. ... kann das Neugeborene abnabeln und entscheidet mit der Praxisanleiterin und den Eltern, abhängig vom Zustand des Neugeborenen, über den Zeitpunkt. ... trocknet das Kind ab, lagert es warm in trockene Tücher. ... führt die Blutentnahme aus der Nabelschnur für den pH-Wert durch. ... bestimmt die APGAR-Werte nach 1, 5 und 10 Minuten.	___/___/___ Datum Dauer Unterschrift PA Unterschrift ST ___/___/___ Datum Dauer Unterschrift PA Unterschrift ST	___/___/___ Datum Dauer Unterschrift PA Unterschrift ST ___/___/___ Datum Dauer Unterschrift PA Unterschrift ST	___/___/___ Datum Dauer Unterschrift PA Unterschrift ST ___/___/___ Datum Dauer Unterschrift PA Unterschrift ST	___/___/___ Datum Dauer Unterschrift PA Unterschrift ST ___/___/___ Datum Dauer Unterschrift PA Unterschrift ST
... versieht das Kind mit einem Namensbändchen. ... sorgt für Körperkontakt zwischen Mutter und Kind und eine bequeme und sichere Lagerung der beiden und Wärme für das Kind. ... unterstützt die Mutter beim Bonding und ersten Anlegen des Kindes. ... bezieht den Partner, die Partnerin, die Familie in das Bonding nach individuellen Wünschen mit ein.	___/___/___ Datum Dauer Unterschrift PA Unterschrift ST ___/___/___ Datum Dauer Unterschrift PA Unterschrift ST	___/___/___ Datum Dauer Unterschrift PA Unterschrift ST ___/___/___ Datum Dauer Unterschrift PA Unterschrift ST	___/___/___ Datum Dauer Unterschrift PA Unterschrift ST ___/___/___ Datum Dauer Unterschrift PA Unterschrift ST	___/___/___ Datum Dauer Unterschrift PA Unterschrift ST ___/___/___ Datum Dauer Unterschrift PA Unterschrift ST

© W. Kohlhammer GmbH
Kopiervorlage

Kompetenzen Die*Der *Studierende* ...	Hospitation	Demonstration durch Praxisanleitung	Übung unter Praxisanleitung	Selbstständige Durchführung unter Aufsicht der Praxisanleitung
... beobachtet das Verhalten des Neugeborenen und beachten seine Hautfarbe, Ausscheidungen, Vitalwerte, Körpertemperatur, Grundtonus. (... die Durchführung der U1 kann in diese Aufgabe mit eingebunden werden.) ... verabreicht nach dem 1. Anlegen die Vitamin-K-Tropfen unter Einbeziehung der Entscheidung der Eltern.	___/___/_____ Datum _____ Dauer _____ Unterschrift PA _____ Unterschrift ST ___/___/_____ Datum _____ Dauer _____ Unterschrift PA _____ Unterschrift ST	___/___/_____ Datum _____ Dauer _____ Unterschrift PA _____ Unterschrift ST ___/___/_____ Datum _____ Dauer _____ Unterschrift PA _____ Unterschrift ST	___/___/_____ Datum _____ Dauer _____ Unterschrift PA _____ Unterschrift ST ___/___/_____ Datum _____ Dauer _____ Unterschrift PA _____ Unterschrift ST	___/___/_____ Datum _____ Dauer _____ Unterschrift PA _____ Unterschrift ST ___/___/_____ Datum _____ Dauer _____ Unterschrift PA _____ Unterschrift ST
... erkennt Abweichungen von der physiologischen extrauterinen Adaptation oder Notfälle und informiert Hebammen und ärztliche Kolleg*innen der Pädiatrie/Neonatologie. ... berücksichtigt bekannte anamnestische Risikofaktoren von Mutter und Kind und hat bereits im Vorfeld der Geburt Hebammen und ärztliche Kolleg*innen der Pädiatrie/Neonatologie mit einbezogen.	___/___/_____ Datum _____ Dauer _____ Unterschrift PA _____ Unterschrift ST ___/___/_____ Datum _____ Dauer _____ Unterschrift PA _____ Unterschrift ST	___/___/_____ Datum _____ Dauer _____ Unterschrift PA _____ Unterschrift ST ___/___/_____ Datum _____ Dauer _____ Unterschrift PA _____ Unterschrift ST	___/___/_____ Datum _____ Dauer _____ Unterschrift PA _____ Unterschrift ST ___/___/_____ Datum _____ Dauer _____ Unterschrift PA _____ Unterschrift ST	___/___/_____ Datum _____ Dauer _____ Unterschrift PA _____ Unterschrift ST ___/___/_____ Datum _____ Dauer _____ Unterschrift PA _____ Unterschrift ST
... dokumentiert die durchgeführten Handlungen und Untersuchungsergebnisse vollständig in der durch den jeweiligen Praxisort vorgegebenen Art und Weise. ... kann die geltenden hygienischen Regeln des jeweiligen Praxisortes sicher und selbstständig anwenden.	___/___/_____ Datum _____ Dauer _____ Unterschrift PA _____ Unterschrift ST ___/___/_____ Datum _____ Dauer _____ Unterschrift PA _____ Unterschrift ST	___/___/_____ Datum _____ Dauer _____ Unterschrift PA _____ Unterschrift ST ___/___/_____ Datum _____ Dauer _____ Unterschrift PA _____ Unterschrift ST	___/___/_____ Datum _____ Dauer _____ Unterschrift PA _____ Unterschrift ST ___/___/_____ Datum _____ Dauer _____ Unterschrift PA _____ Unterschrift ST	___/___/_____ Datum _____ Dauer _____ Unterschrift PA _____ Unterschrift ST ___/___/_____ Datum _____ Dauer _____ Unterschrift PA _____ Unterschrift ST

9.5 Durchführung einer vaginalen Untersuchung

Praxis-Ort: Kreißsaal, Schwangerenvorsorge, Freiber. Hebamme, amb. hebammengel. Einrichtung
Zeitpunkt: Übung der Tätigkeiten ab der 2. Hälfte des 1. Studienjahres empfohlen

_____   _____
Gesamtzeit der Praxisanleitung   Unterschrift Praxisanleitung

Die Kompetenzen entsprechen der HebStPrV, Anlage 1 (zu § 1, § 3 Absatz 1, § 6 Absatz 1, § 7 Absatz 1 und 2, § 13 Absatz 1, § 21 Absatz 1, § 24 Absatz 1, § 28 Absatz 1 und 2, § 45 Absatz 3, § 48 Absatz 2, § 49 Absatz 1 und § 50 Absatz 2). Die Inhalte entsprechen der HebStPrV, Anlage 3 (zu § 8, Absatz 2, den §§ 12 und 18, Absatz 2).

Kompetenzen Die*Der *Studierende* …	Hospitation	Demonstration durch Praxisanleitung	Übung unter Praxisanleitung	Selbstständige Durchführung unter Aufsicht der Praxisanleitung
… kennt den anatomischen Aufbau des knöchernen Beckens, der Beckenbodenmuskulatur und die geburtshilflich relevanten Beckenebenen zur Erfassung des Höhenstandes des vorrangehenden Teils. … kennt die Indikationen und Kontraindikationen für die Durchführung einer vaginalen Untersuchung. … ist sich bewusst, dass die Untersuchung einen Eingriff in die Intimsphäre der Schwangeren/Gebärenden ist und holen das Einverständnis dafür ein.	____/____/_____ Datum _____ Dauer _____ Unterschrift PA _____ Unterschrift ST ____/____/_____ Datum _____ Dauer _____ Unterschrift PA _____ Unterschrift ST	____/____/_____ Datum _____ Dauer _____ Unterschrift PA _____ Unterschrift ST ____/____/_____ Datum _____ Dauer _____ Unterschrift PA _____ Unterschrift ST	____/____/_____ Datum _____ Dauer _____ Unterschrift PA _____ Unterschrift ST ____/____/_____ Datum _____ Dauer _____ Unterschrift PA _____ Unterschrift ST	____/____/_____ Datum _____ Dauer _____ Unterschrift PA _____ Unterschrift ST ____/____/_____ Datum _____ Dauer _____ Unterschrift PA _____ Unterschrift ST
… kann folgenden Befunde erheben: Zustand des knöchernen Beckens und der Beckenbodenmuskulatur Position, Länge und Konsistenz der Portio Öffnungsgrad und Konsistenz des Muttermundes Zustand der Fruchtblase Poleinstellung, Einstellung, Haltung, Höhenstand des vorrangehenden Teils.	____/____/_____ Datum _____ Dauer _____ Unterschrift PA _____ Unterschrift ST ____/____/_____ Datum _____ Dauer _____ Unterschrift PA _____ Unterschrift ST	____/____/_____ Datum _____ Dauer _____ Unterschrift PA _____ Unterschrift ST ____/____/_____ Datum _____ Dauer _____ Unterschrift PA _____ Unterschrift ST	____/____/_____ Datum _____ Dauer _____ Unterschrift PA _____ Unterschrift ST ____/____/_____ Datum _____ Dauer _____ Unterschrift PA _____ Unterschrift ST	____/____/_____ Datum _____ Dauer _____ Unterschrift PA _____ Unterschrift ST ____/____/_____ Datum _____ Dauer _____ Unterschrift PA _____ Unterschrift ST

Teil II Nachweisdokumente für die Praxiseinsätze

Kompetenzen Die*Der *Studierende* ...	Hospitation	Demonstration durch Praxisanleitung	Übung unter Praxisanleitung	Selbstständige Durchführung unter Aufsicht der Praxisanleitung
... spricht mit der Frau während der Untersuchung und geht auf eventuelle Äußerungen von Schmerzen oder Bedenken empathisch ein. ... bezieht die Befunde der äußeren Untersuchung mit in die Auswertung der vaginalen Untersuchung für die Geburtsplanung mit ein. ... kann der Frau nach den Untersuchungen die erhobenen Befunde erklären und Fragen dazu beantworten.	___/___/___ Datum _____ Dauer _____ Unterschrift PA _____ Unterschrift ST ___/___/___ Datum _____ Dauer _____ Unterschrift PA _____ Unterschrift ST	___/___/___ Datum _____ Dauer _____ Unterschrift PA _____ Unterschrift ST ___/___/___ Datum _____ Dauer _____ Unterschrift PA _____ Unterschrift ST	___/___/___ Datum _____ Dauer _____ Unterschrift PA _____ Unterschrift ST ___/___/___ Datum _____ Dauer _____ Unterschrift PA _____ Unterschrift ST	___/___/___ Datum _____ Dauer _____ Unterschrift PA _____ Unterschrift ST ___/___/___ Datum _____ Dauer _____ Unterschrift PA _____ Unterschrift ST
... erkennt Abweichungen vom anatomischen Aufbau des knöchernen Beckens oder vom physiologischen Geburtsverlauf, beispielsweise im Hinblick auf eine Fehleinstellung des Kindes, eine protrahierte Öffnung des Muttermundes oder ein nicht Tiefertreten des Kindes und informiert Hebammen und ärztliche Kolleg*innen.	___/___/___ Datum _____ Dauer _____ Unterschrift PA _____ Unterschrift ST ___/___/___ Datum _____ Dauer _____ Unterschrift PA _____ Unterschrift ST	___/___/___ Datum _____ Dauer _____ Unterschrift PA _____ Unterschrift ST ___/___/___ Datum _____ Dauer _____ Unterschrift PA _____ Unterschrift ST	___/___/___ Datum _____ Dauer _____ Unterschrift PA _____ Unterschrift ST ___/___/___ Datum _____ Dauer _____ Unterschrift PA _____ Unterschrift ST	___/___/___ Datum _____ Dauer _____ Unterschrift PA _____ Unterschrift ST ___/___/___ Datum _____ Dauer _____ Unterschrift PA _____ Unterschrift ST
... dokumentiert die durchgeführten Handlungen und Untersuchungsergebnisse vollständig in der durch den jeweiligen Praxisort vorgegebenen Art und Weise. ... kann die geltenden hygienischen Regeln des jeweiligen Praxisortes sicher und selbstständig anwenden.	___/___/___ Datum _____ Dauer _____ Unterschrift PA _____ Unterschrift ST ___/___/___ Datum _____ Dauer _____ Unterschrift PA _____ Unterschrift ST	___/___/___ Datum _____ Dauer _____ Unterschrift PA _____ Unterschrift ST ___/___/___ Datum _____ Dauer _____ Unterschrift PA _____ Unterschrift ST	___/___/___ Datum _____ Dauer _____ Unterschrift PA _____ Unterschrift ST ___/___/___ Datum _____ Dauer _____ Unterschrift PA _____ Unterschrift ST	___/___/___ Datum _____ Dauer _____ Unterschrift PA _____ Unterschrift ST ___/___/___ Datum _____ Dauer _____ Unterschrift PA _____ Unterschrift ST

9.6 Aufnahme einer Schwangeren

Praxis-Ort: Kreißsaal, Schwangerenvorsorge, Freiber. Hebamme, amb. hebammengel. Einrichtung
Zeitpunkt: Übung der Tätigkeiten ab der 2. Hälfte des 1. Studienjahres empfohlen

_____   _____
Gesamtzeit der Praxisanleitung   Unterschrift Praxisanleitung

Die Kompetenzen entsprechen der HebStPrV, Anlage 1 (zu § 1, § 3 Absatz 1, § 6 Absatz 1, § 7 Absatz 1 und 2, § 13 Absatz 1, § 21 Absatz 1, § 24 Absatz 1, § 28 Absatz 1 und 2, § 45 Absatz 3, § 48 Absatz 2, § 49 Absatz 1 und § 50 Absatz 2). Die Inhalte entsprechen der HebStPrV, Anlage 3 (zu § 8, Absatz 2, den §§ 12 und 18, Absatz 2).

Kompetenzen Die*Der *Studierende* ...	Hospitation	Demonstration durch Praxisanleitung	Übung unter Praxisanleitung	Selbstständige Durchführung unter Aufsicht der Praxisanleitung
... kennt den Schwangerschaftsverlauf und den Aufbau und die Inhalte des Mutterpasses. ... kann die Vitalzeichenkontrollen fachgerecht durchführen und kann die Werte richtig interpretieren • Blutdruck • Puls • Körpertemperatur ... kann mit der Schwangeren empathisch und kompetent kommunizieren und hat eine strukturierte Gesprächsführung.	___/___/___ Datum Dauer Unterschrift PA Unterschrift ST ___/___/___ Datum Dauer Unterschrift PA Unterschrift ST	___/___/___ Datum Dauer Unterschrift PA Unterschrift ST ___/___/___ Datum Dauer Unterschrift PA Unterschrift ST	___/___/___ Datum Dauer Unterschrift PA Unterschrift ST ___/___/___ Datum Dauer Unterschrift PA Unterschrift ST	___/___/___ Datum Dauer Unterschrift PA Unterschrift ST ___/___/___ Datum Dauer Unterschrift PA Unterschrift ST
... kann schwangerschaftsbezogene Untersuchungen durchführen: • Leopold'sche Handgriffe • die Beckenvermessung mittels Beckenzirkel • Messung des Leibesumfangs • Messung des Symphysen-Fundus-Abstandes	___/___/___ Datum Dauer Unterschrift PA Unterschrift ST ___/___/___ Datum Dauer Unterschrift PA Unterschrift ST	___/___/___ Datum Dauer Unterschrift PA Unterschrift ST ___/___/___ Datum Dauer Unterschrift PA Unterschrift ST	___/___/___ Datum Dauer Unterschrift PA Unterschrift ST ___/___/___ Datum Dauer Unterschrift PA Unterschrift ST	___/___/___ Datum Dauer Unterschrift PA Unterschrift ST ___/___/___ Datum Dauer Unterschrift PA Unterschrift ST

Kompetenzen Die*Der *Studierende* …	Hospitation	Demonstration durch Praxis-anleitung	Übung unter Praxis-anleitung	Selbstständige Durchführung unter Aufsicht der Praxisanleitung
… kann ein CTG anlegen. … kann mittels Hörrohr die fetale Herzfrequenz abhören. … kann Abweichungen vom physiologischen Herzfrequenzmuster erkennen und informiert Hebammen und ärztliche Kolleg*innen.	___/___/___ Datum ___ Dauer ___ Unterschrift PA ___ Unterschrift ST ___/___/___ Datum ___ Dauer ___ Unterschrift PA ___ Unterschrift ST	___/___/___ Datum ___ Dauer ___ Unterschrift PA ___ Unterschrift ST ___/___/___ Datum ___ Dauer ___ Unterschrift PA ___ Unterschrift ST	___/___/___ Datum ___ Dauer ___ Unterschrift PA ___ Unterschrift ST ___/___/___ Datum ___ Dauer ___ Unterschrift PA ___ Unterschrift ST	___/___/___ Datum ___ Dauer ___ Unterschrift PA ___ Unterschrift ST ___/___/___ Datum ___ Dauer ___ Unterschrift PA ___ Unterschrift ST
… kann eine systematische Anamneseerhebung bei einer Schwangeren durchführen. … interpretiert grundlegend die Informationen aus dem Mutterpass. … erkennt eine Risikogravidität und informiert Hebammen und ärztliche Kolleg*innen. … erkennt Abweichungen vom physiologischen Schwangerschaftsverlauf und informiert Hebammen und ärztliche Kolleg*innen.	___/___/___ Datum ___ Dauer ___ Unterschrift PA ___ Unterschrift ST ___/___/___ Datum ___ Dauer ___ Unterschrift PA ___ Unterschrift ST	___/___/___ Datum ___ Dauer ___ Unterschrift PA ___ Unterschrift ST ___/___/___ Datum ___ Dauer ___ Unterschrift PA ___ Unterschrift ST	___/___/___ Datum ___ Dauer ___ Unterschrift PA ___ Unterschrift ST ___/___/___ Datum ___ Dauer ___ Unterschrift PA ___ Unterschrift ST	___/___/___ Datum ___ Dauer ___ Unterschrift PA ___ Unterschrift ST ___/___/___ Datum ___ Dauer ___ Unterschrift PA ___ Unterschrift ST
… dokumentiert die durchgeführten Handlungen und Untersuchungsergebnisse vollständig in der durch den jeweiligen Praxisort vorgegebenen Art und Weise. … kann die geltenden hygienischen Regeln des jeweiligen Praxisortes sicher und selbstständig anwenden.	___/___/___ Datum ___ Dauer ___ Unterschrift PA ___ Unterschrift ST ___/___/___ Datum ___ Dauer ___ Unterschrift PA ___ Unterschrift ST	___/___/___ Datum ___ Dauer ___ Unterschrift PA ___ Unterschrift ST ___/___/___ Datum ___ Dauer ___ Unterschrift PA ___ Unterschrift ST	___/___/___ Datum ___ Dauer ___ Unterschrift PA ___ Unterschrift ST ___/___/___ Datum ___ Dauer ___ Unterschrift PA ___ Unterschrift ST	___/___/___ Datum ___ Dauer ___ Unterschrift PA ___ Unterschrift ST ___/___/___ Datum ___ Dauer ___ Unterschrift PA ___ Unterschrift ST

9.7 Stillberatung

Praxis-Ort: Kreißsaal, Freiber. Hebamme, amb. hebammengel. Einrichtung
Zeitpunkt: Übung der Tätigkeiten ab dem 2. Studienjahr empfohlen

_____   _____
Gesamtzeit der Praxisanleitung   Unterschrift Praxisanleitung

Die Kompetenzen entsprechen der HebStPrV, Anlage 1 (zu § 1, § 3 Absatz 1, § 6 Absatz 1, § 7 Absatz 1 und 2, § 13 Absatz 1, § 21 Absatz 1, § 24 Absatz 1, § 28 Absatz 1 und 2, § 45 Absatz 3, § 48 Absatz 2, § 49 Absatz 1 und § 50 Absatz 2). Die Inhalte entsprechen der HebStPrV, Anlage 3 (zu § 8, Absatz 2, den §§ 12 und 18, Absatz 2).

Kompetenzen Die*Der *Studierende* ...	Hospitation	Demonstration durch Praxisanleitung	Übung unter Praxisanleitung	Selbstständige Durchführung unter Aufsicht der Praxisanleitung
... kennt die Physiologie des Stillens und kann die Wöchnerin ausführlich dazu beraten: • positive und negative körperliche und seelische Einflussfaktoren auf die Milchbildung • Zusammensetzung und Schutzfaktoren der Muttermilch • Bedeutung des Stillens für Mutter und Kind • Optimale Ernährung und Flüssigkeitsbedarf der Mutter • Umgang mit Genussmitteln und Medikamenten	___/___/___ Datum _____ Dauer _____ Unterschrift PA _____ Unterschrift ST ___/___/___ Datum _____ Dauer _____ Unterschrift PA _____ Unterschrift ST	___/___/___ Datum _____ Dauer _____ Unterschrift PA _____ Unterschrift ST ___/___/___ Datum _____ Dauer _____ Unterschrift PA _____ Unterschrift ST	___/___/___ Datum _____ Dauer _____ Unterschrift PA _____ Unterschrift ST ___/___/___ Datum _____ Dauer _____ Unterschrift PA _____ Unterschrift ST	___/___/___ Datum _____ Dauer _____ Unterschrift PA _____ Unterschrift ST ___/___/___ Datum _____ Dauer _____ Unterschrift PA _____ Unterschrift ST
... erklärt und beräz ebenso zu dem Trinkverhalten des Neugeborenen, dem Still-Rhythmus und den individuellen Möglichkeiten, der Stilldauer pro Mahlzeit und der Trinkmenge, den Ausscheidungen des Neugeborenen, der physiologischen Gewichtszunahme des Kindes.	___/___/___ Datum _____ Dauer _____ Unterschrift PA _____ Unterschrift ST ___/___/___ Datum _____ Dauer _____ Unterschrift PA _____ Unterschrift ST	___/___/___ Datum _____ Dauer _____ Unterschrift PA _____ Unterschrift ST ___/___/___ Datum _____ Dauer _____ Unterschrift PA _____ Unterschrift ST	___/___/___ Datum _____ Dauer _____ Unterschrift PA _____ Unterschrift ST ___/___/___ Datum _____ Dauer _____ Unterschrift PA _____ Unterschrift ST	___/___/___ Datum _____ Dauer _____ Unterschrift PA _____ Unterschrift ST ___/___/___ Datum _____ Dauer _____ Unterschrift PA _____ Unterschrift ST

Kompetenzen Die*Der *Studierende* ...	Hospitation	Demonstration durch Praxisanleitung	Übung unter Praxisanleitung	Selbstständige Durchführung unter Aufsicht der Praxisanleitung
... zeigt und erklärt der Mutter: das richtige Anlegen des Kindes den Saugvorgang die vielfältigen Stillpositionen und deren jeweiligen Vorteile ... unterstützt die Wöchnerin in der neuen Lebensphase und bespricht ihre Gefühle, Ängste und Sorgen. ... unterstützt den Beziehungsaufbau zwischen Mutter und Kind und sorgt für eine möglichst ungestörte Umgebung beim Stillen.	___/___/_____ Datum _____ Dauer _____ Unterschrift PA _____ Unterschrift ST ___/___/_____ Datum _____ Dauer _____ Unterschrift PA _____ Unterschrift ST	___/___/_____ Datum _____ Dauer _____ Unterschrift PA _____ Unterschrift ST ___/___/_____ Datum _____ Dauer _____ Unterschrift PA _____ Unterschrift ST	___/___/_____ Datum _____ Dauer _____ Unterschrift PA _____ Unterschrift ST ___/___/_____ Datum _____ Dauer _____ Unterschrift PA _____ Unterschrift ST	___/___/_____ Datum _____ Dauer _____ Unterschrift PA _____ Unterschrift ST ___/___/_____ Datum _____ Dauer _____ Unterschrift PA _____ Unterschrift ST
... erkennt Stillprobleme, wie beispielsweise Initiale Brustdrüsenschwellung, Milchstau, Mastitis, wunde Brustwarzen und kann die Wöchnerin dazu beraten: Entstehung und mögliche Ursachen Symptome therapeutische Maßnahmen	___/___/_____ Datum _____ Dauer _____ Unterschrift PA _____ Unterschrift ST ___/___/_____ Datum _____ Dauer _____ Unterschrift PA _____ Unterschrift ST	___/___/_____ Datum _____ Dauer _____ Unterschrift PA _____ Unterschrift ST ___/___/_____ Datum _____ Dauer _____ Unterschrift PA _____ Unterschrift ST	___/___/_____ Datum _____ Dauer _____ Unterschrift PA _____ Unterschrift ST ___/___/_____ Datum _____ Dauer _____ Unterschrift PA _____ Unterschrift ST	___/___/_____ Datum _____ Dauer _____ Unterschrift PA _____ Unterschrift ST ___/___/_____ Datum _____ Dauer _____ Unterschrift PA _____ Unterschrift ST
... dokumentiert die durchgeführten Handlungen und Untersuchungsergebnisse vollständig in der durch den jeweiligen Praxisort vorgegebenen Art und Weise. ... kann die geltenden hygienischen Regeln des jeweiligen Praxisortes sicher und selbstständig anwenden.	___/___/_____ Datum _____ Dauer _____ Unterschrift PA _____ Unterschrift ST ___/___/_____ Datum _____ Dauer _____ Unterschrift PA _____ Unterschrift ST	___/___/_____ Datum _____ Dauer _____ Unterschrift PA _____ Unterschrift ST ___/___/_____ Datum _____ Dauer _____ Unterschrift PA _____ Unterschrift ST	___/___/_____ Datum _____ Dauer _____ Unterschrift PA _____ Unterschrift ST ___/___/_____ Datum _____ Dauer _____ Unterschrift PA _____ Unterschrift ST	___/___/_____ Datum _____ Dauer _____ Unterschrift PA _____ Unterschrift ST ___/___/_____ Datum _____ Dauer _____ Unterschrift PA _____ Unterschrift ST

9.8 Leitung der Eröffnungsphase

Praxis-Ort: Kreißsaal, Freiber. Hebamme, amb. hebammengel. Einrichtung
Zeitpunkt: Übung der Tätigkeiten ab dem 2. Studienjahr empfohlen

_____   _____
Gesamtzeit der Praxisanleitung   Unterschrift Praxisanleitung

Die Kompetenzen entsprechen der HebStPrV, Anlage 1 (zu § 1, § 3 Absatz 1, § 6 Absatz 1, § 7 Absatz 1 und 2, § 13 Absatz 1, § 21 Absatz 1, § 24 Absatz 1, § 28 Absatz 1 und 2, § 45 Absatz 3, § 48 Absatz 2, § 49 Absatz 1 und § 50 Absatz 2). Die Inhalte entsprechen der HebStPrV, Anlage 3 (zu § 8, Absatz 2, den §§ 12 und 18, Absatz 2).

Kompetenzen Die*Der *Studierende* ...	Hospitation	Demonstration durch Praxisanleitung	Übung unter Praxisanleitung	Selbstständige Durchführung unter Aufsicht der Praxisanleitung
... kennt den theoretischen Verlauf der Eröffnungsphase und kann die Art und Intensität der Wehen einschätzen und Rückschlüsse auf den weiteren Geburtsverlauf ziehen. ... kann eine äußere Untersuchung durchführen und die Leopold'schen Handgriffe korrekt anwenden und Rückschlüsse aus dieser Untersuchung für den weiteren Geburtsverlauf ziehen. ... kann eine vaginale Untersuchung fachgerecht durchführen und Rückschlüsse aus dieser Untersuchung für den weiteren Geburtsverlauf ziehen.	____/____/_____ Datum Dauer Unterschrift PA Unterschrift ST ____/____/_____ Datum Dauer Unterschrift PA Unterschrift ST	____/____/_____ Datum Dauer Unterschrift PA Unterschrift ST ____/____/_____ Datum Dauer Unterschrift PA Unterschrift ST	____/____/_____ Datum Dauer Unterschrift PA Unterschrift ST ____/____/_____ Datum Dauer Unterschrift PA Unterschrift ST	____/____/_____ Datum Dauer Unterschrift PA Unterschrift ST ____/____/_____ Datum Dauer Unterschrift PA Unterschrift ST
... kann die fetale Herzfrequenz überwachen und beurteilen. ... erhebt in regelmäßigen Abständen Vitalzeichen bei der Gebärenden. ... kontrolliert die regelmäßige Ausscheidung der Gebärenden. ... überwacht den Geburtsfortschritt durch Beobachten und interveniert so wenig wie möglich.	____/____/_____ Datum Dauer Unterschrift PA Unterschrift ST ____/____/_____ Datum Dauer Unterschrift PA Unterschrift ST	____/____/_____ Datum Dauer Unterschrift PA Unterschrift ST ____/____/_____ Datum Dauer Unterschrift PA Unterschrift ST	____/____/_____ Datum Dauer Unterschrift PA Unterschrift ST ____/____/_____ Datum Dauer Unterschrift PA Unterschrift ST	____/____/_____ Datum Dauer Unterschrift PA Unterschrift ST ____/____/_____ Datum Dauer Unterschrift PA Unterschrift ST

Kompetenzen Die*Der *Studierende* ...	Hospitation	Demonstration durch Praxisanleitung	Übung unter Praxisanleitung	Selbstständige Durchführung unter Aufsicht der Praxisanleitung
... bespricht mit der Gebärenden (und ggf. mit ihrer Begleitung) ihre Wünsche und das weitere Vorgehen. .... motiviert und estärkt die Gebärende. .... leitet die Gebärende an und berät bei Fragen zu Atemtechniken, Wehen- und Schmerzverarbeitung, Gebärpositionen und Mobilisation, bei einem Blasensprung.	___/___/___ Datum Dauer Unterschrift PA Unterschrift ST ___/___/___ Datum Dauer Unterschrift PA Unterschrift ST	___/___/___ Datum Dauer Unterschrift PA Unterschrift ST ___/___/___ Datum Dauer Unterschrift PA Unterschrift ST	___/___/___ Datum Dauer Unterschrift PA Unterschrift ST ___/___/___ Datum Dauer Unterschrift PA Unterschrift ST	___/___/___ Datum Dauer Unterschrift PA Unterschrift ST ___/___/___ Datum Dauer Unterschrift PA Unterschrift ST
... erkennt Abweichungen vom physiologischen Geburtsverlauf und informiert Hebammen und ärztliche Kolleg*innen und bezieht diese in die die weitere Planung des Geburtsverlaufes ein. ... berücksichtigt bekannte anamnestische Risikofaktoren und informiert Hebammen und ärztliche Kolleg*innen und bezieht diese im Vorfeld in die Planung des Geburtsverlaufes ein.	___/___/___ Datum Dauer Unterschrift PA Unterschrift ST ___/___/___ Datum Dauer Unterschrift PA Unterschrift ST	___/___/___ Datum Dauer Unterschrift PA Unterschrift ST ___/___/___ Datum Dauer Unterschrift PA Unterschrift ST	___/___/___ Datum Dauer Unterschrift PA Unterschrift ST ___/___/___ Datum Dauer Unterschrift PA Unterschrift ST	___/___/___ Datum Dauer Unterschrift PA Unterschrift ST ___/___/___ Datum Dauer Unterschrift PA Unterschrift ST
... dokumentiert die durchgeführten Handlungen und Untersuchungsergebnisse vollständig in der durch den jeweiligen Praxisort vorgegebenen Art und Weise. ... kann die geltenden hygienischen Regeln des jeweiligen Praxisortes sicher und selbstständig anwenden.	___/___/___ Datum Dauer Unterschrift PA Unterschrift ST ___/___/___ Datum Dauer Unterschrift PA Unterschrift ST	___/___/___ Datum Dauer Unterschrift PA Unterschrift ST ___/___/___ Datum Dauer Unterschrift PA Unterschrift ST	___/___/___ Datum Dauer Unterschrift PA Unterschrift ST ___/___/___ Datum Dauer Unterschrift PA Unterschrift ST	___/___/___ Datum Dauer Unterschrift PA Unterschrift ST ___/___/___ Datum Dauer Unterschrift PA Unterschrift ST

9.9 Leitung der Austrittsphase

Praxis-Ort: Kreißsaal, Freiber. Hebamme, amb. hebammengel. Einrichtung
Zeitpunkt: Übung der Tätigkeiten ab der 2. Hälfte des 2. Studienjahres empfohlen

_____   _____

Gesamtzeit der Praxisanleitung   Unterschrift Praxisanleitung

Die Kompetenzen entsprechen der HebStPrV, Anlage 1 (zu § 1, § 3 Absatz 1, § 6 Absatz 1, § 7 Absatz 1 und 2, § 13 Absatz 1, § 21 Absatz 1, § 24 Absatz 1, § 28 Absatz 1 und 2, § 45 Absatz 3, § 48 Absatz 2, § 49 Absatz 1 und § 50 Absatz 2). Die Inhalte entsprechen der HebStPrV, Anlage 3 (zu § 8, Absatz 2, den §§ 12 und 18, Absatz 2).

Kompetenzen Die*Der *Studierende* …	Hospitation	Demonstration durch Praxisanleitung	Übung unter Praxisanleitung	Selbstständige Durchführung unter Aufsicht der Praxisanleitung
… kennt den theoretischen Verlauf der Austrittsphase kann die Art und Intensität der Wehen einschätzen und Rückschlüsse auf den weiteren Geburtsverlauf ziehen. … kann eine vaginale Untersuchung fachgerecht durchführen und Rückschlüsse aus dieser Untersuchung für den weiteren Geburtsverlauf ziehen. … kann die fetale Herzfrequenz überwachen und beurteilen. … erhebt in regelmäßigen Abständen Vitalzeichen bei der Gebärenden.	___/___/___ Datum _____ Dauer _____ Unterschrift PA _____ Unterschrift ST ___/___/___ Datum _____ Dauer _____ Unterschrift PA _____ Unterschrift ST	___/___/___ Datum _____ Dauer _____ Unterschrift PA _____ Unterschrift ST ___/___/___ Datum _____ Dauer _____ Unterschrift PA _____ Unterschrift ST	___/___/___ Datum _____ Dauer _____ Unterschrift PA _____ Unterschrift ST ___/___/___ Datum _____ Dauer _____ Unterschrift PA _____ Unterschrift ST	___/___/___ Datum _____ Dauer _____ Unterschrift PA _____ Unterschrift ST ___/___/___ Datum _____ Dauer _____ Unterschrift PA _____ Unterschrift ST
… überwacht den Geburtsfortschritt durch Beobachten und Intervenieren so wenig wie möglich. … motiviert und bestärkt die Gebärende. … leitet die Gebärende an und berät bei Fragen zu Atemtechniken, - Wehen- und Schmerzverarbeitung.	___/___/___ Datum _____ Dauer _____ Unterschrift PA _____ Unterschrift ST ___/___/___ Datum _____ Dauer _____ Unterschrift PA _____ Unterschrift ST	___/___/___ Datum _____ Dauer _____ Unterschrift PA _____ Unterschrift ST ___/___/___ Datum _____ Dauer _____ Unterschrift PA _____ Unterschrift ST	___/___/___ Datum _____ Dauer _____ Unterschrift PA _____ Unterschrift ST ___/___/___ Datum _____ Dauer _____ Unterschrift PA _____ Unterschrift ST	___/___/___ Datum _____ Dauer _____ Unterschrift PA _____ Unterschrift ST ___/___/___ Datum _____ Dauer _____ Unterschrift PA _____ Unterschrift ST

Kompetenzen Die*Der *Studierende* ...	Hospitation	Demonstration durch Praxisanleitung	Übung unter Praxisanleitung	Selbstständige Durchführung unter Aufsicht der Praxisanleitung
... bespricht mit der Gebärenden ihre Wünsche für die Wahl der Gebärposition. ... leitet die Frau zum Mitschieben an, führt den Dammschutz durch und leistet Hilfestellung bei der Entwicklung des Kindes. ... die Entscheidung über die Durchführung des Dammschutzes und die Art der Durchführung erfolgt im Ermessen und nach der Einschätzung der praxisanleitenden Hebamme.	___/___/___ Datum _____ Dauer _____ Unterschrift PA _____ Unterschrift ST ___/___/___ Datum _____ Dauer _____ Unterschrift PA _____ Unterschrift ST	___/___/___ Datum _____ Dauer _____ Unterschrift PA _____ Unterschrift ST ___/___/___ Datum _____ Dauer _____ Unterschrift PA _____ Unterschrift ST	___/___/___ Datum _____ Dauer _____ Unterschrift PA _____ Unterschrift ST ___/___/___ Datum _____ Dauer _____ Unterschrift PA _____ Unterschrift ST	___/___/___ Datum _____ Dauer _____ Unterschrift PA _____ Unterschrift ST ___/___/___ Datum _____ Dauer _____ Unterschrift PA _____ Unterschrift ST
... erkennt Abweichungen vom physiologischen Geburtsverlauf und informiert Hebammen und ärztliche Kolleg*innen und bezieht diese in die weitere Planung des Geburtsverlaufes ein. ... berücksichtigt bekannte anamnestische Risikofaktoren und informiert Hebammen und ärztliche Kolleg*innen und bezieht diese im Vorfeld in die weitere Planung des Geburtsverlaufes ein.	___/___/___ Datum _____ Dauer _____ Unterschrift PA _____ Unterschrift ST ___/___/___ Datum _____ Dauer _____ Unterschrift PA _____ Unterschrift ST	___/___/___ Datum _____ Dauer _____ Unterschrift PA _____ Unterschrift ST ___/___/___ Datum _____ Dauer _____ Unterschrift PA _____ Unterschrift ST	___/___/___ Datum _____ Dauer _____ Unterschrift PA _____ Unterschrift ST ___/___/___ Datum _____ Dauer _____ Unterschrift PA _____ Unterschrift ST	___/___/___ Datum _____ Dauer _____ Unterschrift PA _____ Unterschrift ST ___/___/___ Datum _____ Dauer _____ Unterschrift PA _____ Unterschrift ST
... dokumentiert die durchgeführten Handlungen und Untersuchungsergebnisse vollständig in der durch den jeweiligen Praxisort vorgegebenen Art und Weise. ... kann die geltenden hygienischen Regeln des jeweiligen Praxisortes sicher und selbstständig anwenden.	___/___/___ Datum _____ Dauer _____ Unterschrift PA _____ Unterschrift ST ___/___/___ Datum _____ Dauer _____ Unterschrift PA _____ Unterschrift ST	___/___/___ Datum _____ Dauer _____ Unterschrift PA _____ Unterschrift ST ___/___/___ Datum _____ Dauer _____ Unterschrift PA _____ Unterschrift ST	___/___/___ Datum _____ Dauer _____ Unterschrift PA _____ Unterschrift ST ___/___/___ Datum _____ Dauer _____ Unterschrift PA _____ Unterschrift ST	___/___/___ Datum _____ Dauer _____ Unterschrift PA _____ Unterschrift ST ___/___/___ Datum _____ Dauer _____ Unterschrift PA _____ Unterschrift ST

9.10 Leitung der Nachgeburtsphase

Praxis-Ort: Kreißsaal, Freiber. Hebamme, amb. hebammengel. Einrichtung
Zeitpunkt: Übung der Tätigkeiten ab der 2. Hälfte des 2. Studienjahres empfohlen

_____   _____
Gesamtzeit der Praxisanleitung   Unterschrift Praxisanleitung

Die Kompetenzen entsprechen der HebStPrV, Anlage 1 (zu § 1, § 3 Absatz 1, § 6 Absatz 1, § 7 Absatz 1 und 2, § 13 Absatz 1, § 21 Absatz 1, § 24 Absatz 1, § 28 Absatz 1 und 2, § 45 Absatz 3, § 48 Absatz 2, § 49 Absatz 1 und § 50 Absatz 2). Die Inhalte entsprechen der HebStPrV, Anlage 3 (zu § 8, Absatz 2, den §§ 12 und 18, Absatz 2).

Kompetenzen Die*Der *Studierende* ...	Hospitation	Demonstration durch Praxisanleitung	Übung unter Praxisanleitung	Selbstständige Durchführung unter Aufsicht der Praxisanleitung
... kennt den theoretischen Verlauf der Nachgeburtsphase, kann die Lösungszeichen der Plazenta interpretieren und die Geburt dieser anleiten. ... kontrolliert regelmäßig die Vitalwerte der Mutter. ... kontrolliert die Blutung. ... leitet die Geburt der Plazenta. ...kontrolliert die Vollständigkeit der Plazenta. ... ist in der Lage, den Damm auf Verletzungen zu untersuchen. ... assistiert ggf. zur Naht.	___/___/___ Datum _____ Dauer _____ Unterschrift PA _____ Unterschrift ST ___/___/___ Datum _____ Dauer _____ Unterschrift PA _____ Unterschrift ST	___/___/___ Datum _____ Dauer _____ Unterschrift PA _____ Unterschrift ST ___/___/___ Datum _____ Dauer _____ Unterschrift PA _____ Unterschrift ST	___/___/___ Datum _____ Dauer _____ Unterschrift PA _____ Unterschrift ST ___/___/___ Datum _____ Dauer _____ Unterschrift PA _____ Unterschrift ST	___/___/___ Datum _____ Dauer _____ Unterschrift PA _____ Unterschrift ST ___/___/___ Datum _____ Dauer _____ Unterschrift PA _____ Unterschrift ST
... kontrolliert regelmäßig die mütterlichen Vitalwerte. ... kontrolliert regelmäßig die postpartale Blutung und den Fundusstand. ...beherrscht pflegerische Maßnahmen wie Waschen, Ein- und Ausfuhrkontrolle. ... unterstützt die Mobilisation der Wöchnerin in angemessenem Umfang.	___/___/___ Datum _____ Dauer _____ Unterschrift PA _____ Unterschrift ST ___/___/___ Datum _____ Dauer _____ Unterschrift PA _____ Unterschrift ST	___/___/___ Datum _____ Dauer _____ Unterschrift PA _____ Unterschrift ST ___/___/___ Datum _____ Dauer _____ Unterschrift PA _____ Unterschrift ST	___/___/___ Datum _____ Dauer _____ Unterschrift PA _____ Unterschrift ST ___/___/___ Datum _____ Dauer _____ Unterschrift PA _____ Unterschrift ST	___/___/___ Datum _____ Dauer _____ Unterschrift PA _____ Unterschrift ST ___/___/___ Datum _____ Dauer _____ Unterschrift PA _____ Unterschrift ST

© W. Kohlhammer GmbH
Kopiervorlage

Kompetenzen Die*Der *Studierende* ...	Hospitation	Demonstration durch Praxisanleitung	Übung unter Praxisanleitung	Selbstständige Durchführung unter Aufsicht der Praxisanleitung
... lagert die Mutter nach der Geburt in eine bequeme Position um, in der sie ihr Neugeborenes sicher im Arm halten kann. ... unterstützt die Mutter beim Bonding und dem ersten Anlegen des Neugeborenen. ... sorgt für eine ruhige und entspannte Atmosphäre für das Kennenlernen von Mutter und Kind der neuen Familie.	___/___/___ Datum _____ Dauer _____ Unterschrift PA _____ Unterschrift ST ___/___/___ Datum _____ Dauer _____ Unterschrift PA _____ Unterschrift ST	___/___/___ Datum _____ Dauer _____ Unterschrift PA _____ Unterschrift ST ___/___/___ Datum _____ Dauer _____ Unterschrift PA _____ Unterschrift ST	___/___/___ Datum _____ Dauer _____ Unterschrift PA _____ Unterschrift ST ___/___/___ Datum _____ Dauer _____ Unterschrift PA _____ Unterschrift ST	___/___/___ Datum _____ Dauer _____ Unterschrift PA _____ Unterschrift ST ___/___/___ Datum _____ Dauer _____ Unterschrift PA _____ Unterschrift ST
... erkennt Abweichungen vom physiologischen Nachgeburtsverlauf und informiert Hebammen und ärztliche Kolleg*innen und bezieht diese in die weitere Planung des Geburtsverlaufes ein. ... berücksichtigt bekannte anamnestische Risikofaktoren und informiert Hebammen und ärztliche Kolleg*innen und bezieht diese im Vorfeld in ein.	___/___/___ Datum _____ Dauer _____ Unterschrift PA _____ Unterschrift ST ___/___/___ Datum _____ Dauer _____ Unterschrift PA _____ Unterschrift ST	___/___/___ Datum _____ Dauer _____ Unterschrift PA _____ Unterschrift ST ___/___/___ Datum _____ Dauer _____ Unterschrift PA _____ Unterschrift ST	___/___/___ Datum _____ Dauer _____ Unterschrift PA _____ Unterschrift ST ___/___/___ Datum _____ Dauer _____ Unterschrift PA _____ Unterschrift ST	___/___/___ Datum _____ Dauer _____ Unterschrift PA _____ Unterschrift ST ___/___/___ Datum _____ Dauer _____ Unterschrift PA _____ Unterschrift ST
... dokumentiert die durchgeführten Handlungen und Untersuchungsergebnisse vollständig in der durch den jeweiligen Praxisort vorgegebenen Art und Weise. ... kann die geltenden hygienischen Regeln des jeweiligen Praxisortes sicher und selbstständig anwenden.	___/___/___ Datum _____ Dauer _____ Unterschrift PA _____ Unterschrift ST ___/___/___ Datum _____ Dauer _____ Unterschrift PA _____ Unterschrift ST	___/___/___ Datum _____ Dauer _____ Unterschrift PA _____ Unterschrift ST ___/___/___ Datum _____ Dauer _____ Unterschrift PA _____ Unterschrift ST	___/___/___ Datum _____ Dauer _____ Unterschrift PA _____ Unterschrift ST ___/___/___ Datum _____ Dauer _____ Unterschrift PA _____ Unterschrift ST	___/___/___ Datum _____ Dauer _____ Unterschrift PA _____ Unterschrift ST ___/___/___ Datum _____ Dauer _____ Unterschrift PA _____ Unterschrift ST

9.11 Geburtsvorbereitung in der Gruppe

Praxis-Ort: Freiber. Hebamme, amb. hebammengel. Einrichtung
Zeitpunkt: Übung der Tätigkeiten ab dem 3. Studienjahr empfohlen

Gesamtzeit der Praxisanleitung   Unterschrift Praxisanleitung

Die Kompetenzen entsprechen der HebStPrV, Anlage 1 (zu § 1, § 3 Absatz 1, § 6 Absatz 1, § 7 Absatz 1 und 2, § 13 Absatz 1, § 21 Absatz 1, § 24 Absatz 1, § 28 Absatz 1 und 2, § 45 Absatz 3, § 48 Absatz 2, § 49 Absatz 1 und § 50 Absatz 2). Die Inhalte entsprechen der HebStPrV, Anlage 3 (zu § 8, Absatz 2, den §§ 12 und 18, Absatz 2); Anlage 1.2 zum Vertrag über Hebammenhilfe nach § 134a SGB V (Fassung vom 01.01.2018).

Kompetenzen Die*Der *Studierende* ...	Hospitation	Demonstration durch Praxisanleitung	Übung unter Praxisanleitung	Selbstständige Durchführung unter Aufsicht der Praxisanleitung
... kennt den physiologischen und pathologischen Ablauf von Schwangerschaft, Geburt, Wochenbett, Stillen und Neugeborenenpflege. ... kann diesen gut verständlich, anschaulich, strukturiert vermitteln. ... besitzt Grundwissen über die Interaktion und Kommunikation in Gruppen. ... beherrscht praktische Übungen: • Atemtechniken • Beckenbodengymnastik • Geburtspositionen • Entspannungsverfahren	___/___/___ Datum Dauer Unterschrift PA Unterschrift ST ___/___/___ Datum Dauer Unterschrift PA Unterschrift ST	___/___/___ Datum Dauer Unterschrift PA Unterschrift ST ___/___/___ Datum Dauer Unterschrift PA Unterschrift ST	___/___/___ Datum Dauer Unterschrift PA Unterschrift ST ___/___/___ Datum Dauer Unterschrift PA Unterschrift ST	___/___/___ Datum Dauer Unterschrift PA Unterschrift ST ___/___/___ Datum Dauer Unterschrift PA Unterschrift ST
... kann fachgerechte Aussagen zu folgenden Themen geben: • Physiologische Veränderungen, Begleiterscheinungen und mögliche Beschwerden und Risiken in der Schwangerschaft • Geburt • Wochenbett • Stillen • Versorgung und Handling des Neugeborenen • Screening-Angebote • Veränderungen in Partnerschaft und Familie	___/___/___ Datum Dauer Unterschrift PA Unterschrift ST ___/___/___ Datum Dauer Unterschrift PA Unterschrift ST	___/___/___ Datum Dauer Unterschrift PA Unterschrift ST ___/___/___ Datum Dauer Unterschrift PA Unterschrift ST	___/___/___ Datum Dauer Unterschrift PA Unterschrift ST ___/___/___ Datum Dauer Unterschrift PA Unterschrift ST	___/___/___ Datum Dauer Unterschrift PA Unterschrift ST ___/___/___ Datum Dauer Unterschrift PA Unterschrift ST

Kompetenzen Die*Der Studierende ...	Hospitation	Demonstration durch Praxisanleitung	Übung unter Praxisanleitung	Selbstständige Durchführung unter Aufsicht der Praxisanleitung
... kann fachgerechte Aussagen zu folgenden Themen geben: Umgang mit Ängsten Hilfeangebote der verschiedenen Institutionen Gesunderhaltung des Körpers, Sport, Ernährung Stärkung der Elternkompetenz und des Selbstvertrauens	___/___/_____ Datum _____ Dauer _____ Unterschrift PA _____ Unterschrift ST ___/___/_____ Datum _____ Dauer _____ Unterschrift PA _____ Unterschrift ST	___/___/_____ Datum _____ Dauer _____ Unterschrift PA _____ Unterschrift ST ___/___/_____ Datum _____ Dauer _____ Unterschrift PA _____ Unterschrift ST	___/___/_____ Datum _____ Dauer _____ Unterschrift PA _____ Unterschrift ST ___/___/_____ Datum _____ Dauer _____ Unterschrift PA _____ Unterschrift ST	___/___/_____ Datum _____ Dauer _____ Unterschrift PA _____ Unterschrift ST ___/___/_____ Datum _____ Dauer _____ Unterschrift PA _____ Unterschrift ST
... erkennt Abweichungen vom physiologischen Schwangerschaftsverlauf und informiert Hebammen und ärztliche Kolleg*innen und bezieht diese in die weitere Planung des Geburtsverlaufes ein. ... berücksichtigt bekannte anamnestische Risikofaktoren und informiert Hebammen und ärztliche Kolleg*innen und bezieht diese in die weitere Planung des Geburtsverlaufes ein.	___/___/_____ Datum _____ Dauer _____ Unterschrift PA _____ Unterschrift ST ___/___/_____ Datum _____ Dauer _____ Unterschrift PA _____ Unterschrift ST	___/___/_____ Datum _____ Dauer _____ Unterschrift PA _____ Unterschrift ST ___/___/_____ Datum _____ Dauer _____ Unterschrift PA _____ Unterschrift ST	___/___/_____ Datum _____ Dauer _____ Unterschrift PA _____ Unterschrift ST ___/___/_____ Datum _____ Dauer _____ Unterschrift PA _____ Unterschrift ST	___/___/_____ Datum _____ Dauer _____ Unterschrift PA _____ Unterschrift ST ___/___/_____ Datum _____ Dauer _____ Unterschrift PA _____ Unterschrift ST
... dokumentiert die durchgeführten Handlungen und Untersuchungsergebnisse vollständig in der durch den jeweiligen Praxisort vorgegebenen Art und Weise. ... kann die geltenden hygienischen Regeln des jeweiligen Praxisortes sicher und selbstständig anwenden.	___/___/_____ Datum _____ Dauer _____ Unterschrift PA _____ Unterschrift ST ___/___/_____ Datum _____ Dauer _____ Unterschrift PA _____ Unterschrift ST	___/___/_____ Datum _____ Dauer _____ Unterschrift PA _____ Unterschrift ST ___/___/_____ Datum _____ Dauer _____ Unterschrift PA _____ Unterschrift ST	___/___/_____ Datum _____ Dauer _____ Unterschrift PA _____ Unterschrift ST ___/___/_____ Datum _____ Dauer _____ Unterschrift PA _____ Unterschrift ST	___/___/_____ Datum _____ Dauer _____ Unterschrift PA _____ Unterschrift ST ___/___/_____ Datum _____ Dauer _____ Unterschrift PA _____ Unterschrift ST

9.12 Rückbildungsgymnastik

Praxis-Ort: Freiber. Hebamme, amb. hebammengel. Einrichtung
Zeitpunkt: Übung der Tätigkeiten ab dem 3. Studienjahr empfohlen

---

Gesamtzeit der Praxisanleitung   Unterschrift Praxisanleitung

Die Kompetenzen entsprechen der HebStPrV, Anlage 1 (zu § 1, § 3 Absatz 1, § 6 Absatz 1, § 7 Absatz 1 und 2, § 13 Absatz 1, § 21 Absatz 1, § 24 Absatz 1, § 28 Absatz 1 und 2, § 45 Absatz 3, § 48 Absatz 2, § 49 Absatz 1 und § 50 Absatz 2). Die Inhalte entsprechen der HebStPrV, Anlage 3 (zu § 8, Absatz 2, den §§ 12 und 18, Absatz 2); Anlage 1.2 zum Vertrag über Hebammenhilfe nach § 134a SGB V (Fassung vom 01.01.2018).

Kompetenzen Die*Der Studierende …	Hospitation	Demonstration durch Praxisanleitung	Übung unter Praxisanleitung	Selbstständige Durchführung unter Aufsicht der Praxisanleitung
… kennt den physiologischen und pathologischen Ablauf von Schwangerschaft, Geburt, Wochenbett, Stillen und Neugeborenenpflege. … kann diesen gut verständlich und anschaulich vermitteln in einem strukturierten und fortlaufenden Kurs. … besitzt Grundwissen über die Interaktion und Kommunikation in Gruppen.	___/___/___ Datum Dauer Unterschrift PA Unterschrift ST ___/___/___ Datum Dauer Unterschrift PA Unterschrift ST	___/___/___ Datum Dauer Unterschrift PA Unterschrift ST ___/___/___ Datum Dauer Unterschrift PA Unterschrift ST	___/___/___ Datum Dauer Unterschrift PA Unterschrift ST ___/___/___ Datum Dauer Unterschrift PA Unterschrift ST	___/___/___ Datum Dauer Unterschrift PA Unterschrift ST ___/___/___ Datum Dauer Unterschrift PA Unterschrift ST
… beherrscht die Anatomie des Körpers, insbesondere des Beckenbodens. … kann die Frau über die Besonderheiten und körperlichen Veränderungen nach der Geburt und im Wochenbett aufklären.	___/___/___ Datum Dauer Unterschrift PA Unterschrift ST ___/___/___ Datum Dauer Unterschrift PA Unterschrift ST	___/___/___ Datum Dauer Unterschrift PA Unterschrift ST ___/___/___ Datum Dauer Unterschrift PA Unterschrift ST	___/___/___ Datum Dauer Unterschrift PA Unterschrift ST ___/___/___ Datum Dauer Unterschrift PA Unterschrift ST	___/___/___ Datum Dauer Unterschrift PA Unterschrift ST ___/___/___ Datum Dauer Unterschrift PA Unterschrift ST

Teil II Nachweisdokumente für die Praxiseinsätze

Kompetenzen Die*Der *Studierende* ...	Hospitation	Demonstration durch Praxisanleitung	Übung unter Praxisanleitung	Selbstständige Durchführung unter Aufsicht der Praxisanleitung
... kann Übungen zur Wahrnehmung, Kontrolle und Kräftigung des Beckenbodens erklären und vorführen. ... kann praktische Anleitungen zum Verhalten im Alltag geben, z. B. beim Heben, Tragen oder Stehen. ... kanndie korrekte Ausführung der Übungen überprüfen und ggf. korrigieren. ... achtet darauf, dass keine Teilnehmerin überfordert wird und beachten die Zeiten für das Stillen.	___/___/___ Datum Dauer Unterschrift PA Unterschrift ST ___/___/___ Datum Dauer Unterschrift PA Unterschrift ST	___/___/___ Datum Dauer Unterschrift PA Unterschrift ST ___/___/___ Datum Dauer Unterschrift PA Unterschrift ST	___/___/___ Datum Dauer Unterschrift PA Unterschrift ST ___/___/___ Datum Dauer Unterschrift PA Unterschrift ST	___/___/___ Datum Dauer Unterschrift PA Unterschrift ST ___/___/___ Datum Dauer Unterschrift PA Unterschrift ST
... erkennt Abweichungen vom physiologischen Rückbildungsverlauf und informiert Hebammen und ärztliche Kolleg*innen und bezieht diese in die weitere Planung des Geburtsverlaufes ein. ... berücksichtigt bekannte anamnestische Risikofaktoren und informiert Hebammen und ärztliche Kolleg*innen.	___/___/___ Datum Dauer Unterschrift PA Unterschrift ST ___/___/___ Datum Dauer Unterschrift PA Unterschrift ST	___/___/___ Datum Dauer Unterschrift PA Unterschrift ST ___/___/___ Datum Dauer Unterschrift PA Unterschrift ST	___/___/___ Datum Dauer Unterschrift PA Unterschrift ST ___/___/___ Datum Dauer Unterschrift PA Unterschrift ST	___/___/___ Datum Dauer Unterschrift PA Unterschrift ST ___/___/___ Datum Dauer Unterschrift PA Unterschrift ST
... dokumentiert die durchgeführten Handlungen und Untersuchungsergebnisse vollständig in der durch den jeweiligen Praxisort vorgegebenen Art und Weise. ... kann die geltenden hygienischen Regeln des jeweiligen Praxisortes sicher und selbstständig anwenden.	___/___/___ Datum Dauer Unterschrift PA Unterschrift ST ___/___/___ Datum Dauer Unterschrift PA Unterschrift ST	___/___/___ Datum Dauer Unterschrift PA Unterschrift ST ___/___/___ Datum Dauer Unterschrift PA Unterschrift ST	___/___/___ Datum Dauer Unterschrift PA Unterschrift ST ___/___/___ Datum Dauer Unterschrift PA Unterschrift ST	___/___/___ Datum Dauer Unterschrift PA Unterschrift ST ___/___/___ Datum Dauer Unterschrift PA Unterschrift ST

9.13 Schwangerenvorsorge

Praxis-Ort: Schwangerenvorsorge, Freiber. Hebamme, amb. hebammengel. Einrichtung
Zeitpunkt: Übung der Tätigkeiten ab dem 3. Studienjahr empfohlen

---

Gesamtzeit der Praxisanleitung   Unterschrift Praxisanleitung

Die Kompetenzen entsprechen der HebStPrV, Anlage 1 (zu § 1, § 3 Absatz 1, § 6 Absatz 1, § 7 Absatz 1 und 2, § 13 Absatz 1, § 21 Absatz 1, § 24 Absatz 1, § 28 Absatz 1 und 2, § 45 Absatz 3, § 48 Absatz 2, § 49 Absatz 1 und § 50 Absatz 2). Die Inhalte entsprechen der HebStPrV, Anlage 3 (zu § 8, Absatz 2, den §§ 12 und 18, Absatz 2); Anlage 1.2 zum Vertrag über Hebammenhilfe nach § 134a SGB V (Fassung vom 01.01.2018).

Kompetenzen Die*Der *Studierende* …	Hospitation	Demonstration durch Praxisanleitung	Übung unter Praxisanleitung	Selbstständige Durchführung unter Aufsicht der Praxisanleitung
… beherrscht die Erhebung einer vollständigen Anamnese. … interpretiert alle vorliegenden Untersuchungsergebnisse im Mutterpass. … beherrscht die Routine-Untersuchungen: • Vitalwertkontrolle • Urinkontrolle • Gewichtskontrolle • kindliche Herzfrequenzkontrolle • Fundusstand • Kindslage	___/___/___ Datum _____ Dauer _____ Unterschrift PA _____ Unterschrift ST ___/___/___ Datum _____ Dauer _____ Unterschrift PA _____ Unterschrift ST	___/___/___ Datum _____ Dauer _____ Unterschrift PA _____ Unterschrift ST ___/___/___ Datum _____ Dauer _____ Unterschrift PA _____ Unterschrift ST	___/___/___ Datum _____ Dauer _____ Unterschrift PA _____ Unterschrift ST ___/___/___ Datum _____ Dauer _____ Unterschrift PA _____ Unterschrift ST	___/___/___ Datum _____ Dauer _____ Unterschrift PA _____ Unterschrift ST ___/___/___ Datum _____ Dauer _____ Unterschrift PA _____ Unterschrift ST
… veranlasst zum richtigen Zeitpunkt die vorgegebenen Laboruntersuchungen. … weist die Schwangere zum richtigen Zeitpunkt auf die vorgebebenen Ultraschalluntersuchungen hin. … informiert die Schwangere über die jeweils neuen Untersuchungsergebnisse. … erklärt die Ergebnisse und beantwortet Fragen.	___/___/___ Datum _____ Dauer _____ Unterschrift PA _____ Unterschrift ST ___/___/___ Datum _____ Dauer _____ Unterschrift PA _____ Unterschrift ST	___/___/___ Datum _____ Dauer _____ Unterschrift PA _____ Unterschrift ST ___/___/___ Datum _____ Dauer _____ Unterschrift PA _____ Unterschrift ST	___/___/___ Datum _____ Dauer _____ Unterschrift PA _____ Unterschrift ST ___/___/___ Datum _____ Dauer _____ Unterschrift PA _____ Unterschrift ST	___/___/___ Datum _____ Dauer _____ Unterschrift PA _____ Unterschrift ST ___/___/___ Datum _____ Dauer _____ Unterschrift PA _____ Unterschrift ST

Kompetenzen Die*Der *Studierende* ...	Hospitation	Demonstration durch Praxisanleitung	Übung unter Praxisanleitung	Selbstständige Durchführung unter Aufsicht der Praxisanleitung
... berät die Schwangere zum Schwangerschaftsverlauf und zur kindlichen Entwicklung. ... berät die Schwangere zu psychischen Veränderungen im Schwangerschaftsverlauf. ... berät die Schwangere zum Gesundheitsverhalten in Bezug auf: • Ernährung • Sport • Schwangerschaftsbeschwerden	___/___/_____ Datum Dauer Unterschrift PA Unterschrift ST ___/___/_____ Datum Dauer Unterschrift PA Unterschrift ST	___/___/_____ Datum Dauer Unterschrift PA Unterschrift ST ___/___/_____ Datum Dauer Unterschrift PA Unterschrift ST	___/___/_____ Datum Dauer Unterschrift PA Unterschrift ST ___/___/_____ Datum Dauer Unterschrift PA Unterschrift ST	___/___/_____ Datum Dauer Unterschrift PA Unterschrift ST ___/___/_____ Datum Dauer Unterschrift PA Unterschrift ST
... erkennt Abweichungen vom physiologischen Schwangerschaftsverlauf und informiert Hebammen und ärztliche Kolleg*innen und bezieht diese in die weitere Planung des Geburtsverlaufes ein. ... berücksichtigt bekannte anamnestische Risikofaktoren und informiert Hebammen und ärztliche Kolleg*innen und bezieht diese in die weitere Planung des Geburtsverlaufes ein.	___/___/_____ Datum Dauer Unterschrift PA Unterschrift ST ___/___/_____ Datum Dauer Unterschrift PA Unterschrift ST	___/___/_____ Datum Dauer Unterschrift PA Unterschrift ST ___/___/_____ Datum Dauer Unterschrift PA Unterschrift ST	___/___/_____ Datum Dauer Unterschrift PA Unterschrift ST ___/___/_____ Datum Dauer Unterschrift PA Unterschrift ST	___/___/_____ Datum Dauer Unterschrift PA Unterschrift ST ___/___/_____ Datum Dauer Unterschrift PA Unterschrift ST
... dokumentiert die durchgeführten Handlungen und Untersuchungsergebnisse vollständig in der durch den jeweiligen Praxisort vorgegebenen Art und Weise. ... kann die geltenden hygienischen Regeln des jeweiligen Praxisortes sicher und selbstständig anwenden.	___/___/_____ Datum Dauer Unterschrift PA Unterschrift ST ___/___/_____ Datum Dauer Unterschrift PA Unterschrift ST	___/___/_____ Datum Dauer Unterschrift PA Unterschrift ST ___/___/_____ Datum Dauer Unterschrift PA Unterschrift ST	___/___/_____ Datum Dauer Unterschrift PA Unterschrift ST ___/___/_____ Datum Dauer Unterschrift PA Unterschrift ST	___/___/_____ Datum Dauer Unterschrift PA Unterschrift ST ___/___/_____ Datum Dauer Unterschrift PA Unterschrift ST

9.14 Wochenbettbetreuung im häuslichen Umfeld

Praxis-Ort: Schwangerenvorsorge, Freiber. Hebamme, amb. hebammengel. Einrichtung
Zeitpunkt: Übung der Tätigkeiten ab dem 3. Studienjahr empfohlen

---

Gesamtzeit der Praxisanleitung   Unterschrift Praxisanleitung

Die Kompetenzen entsprechen der HebStPrV, Anlage 1 (zu § 1, § 3 Absatz 1, § 6 Absatz 1, § 7 Absatz 1 und 2, § 13 Absatz 1, § 21 Absatz 1, § 24 Absatz 1, § 28 Absatz 1 und 2, § 45 Absatz 3, § 48 Absatz 2, § 49 Absatz 1 und § 50 Absatz 2). Die Inhalte entsprechen der HebStPrV, Anlage 3 (zu § 8, Absatz 2, den §§ 12 und 18, Absatz 2); Anlage 1.2 zum Vertrag über Hebammenhilfe nach § 134a SGB V (Fassung vom 01.01.2018).

Kompetenzen Die*Der *Studierende* …	Hospitation	Demonstration durch Praxis-anleitung	Übung unter Praxis-anleitung	Selbstständige Durch-führung unter Aufsicht der Praxisanleitung
… beherrscht den regelrechten und pathologischen Verlauf. … führt pflegerische Maßnahmen in der Betreuung der gesunden Wöchnerin fachgerecht durch, unter Beachtung und Kontrolle … • des Allgemeinbefindens, • der Vitalzeichen, • des Fundusstandes, • der Lochien, • der Ausscheidungen, • der Ödeme, • der Varizen.	___/___/_____ Datum Dauer Unterschrift PA Unterschrift ST ___/___/_____ Datum Dauer Unterschrift PA Unterschrift ST	___/___/_____ Datum Dauer Unterschrift PA Unterschrift ST ___/___/_____ Datum Dauer Unterschrift PA Unterschrift ST	___/___/_____ Datum Dauer Unterschrift PA Unterschrift ST ___/___/_____ Datum Dauer Unterschrift PA Unterschrift ST	___/___/_____ Datum Dauer Unterschrift PA Unterschrift ST ___/___/_____ Datum Dauer Unterschrift PA Unterschrift ST
… erkennt den Beratungsbedarf zu folgenden Themen: • Hygiene im Wochenbett • Ernährung der Stillenden • Stillen • Management in der Familie • Mobilisation der Wöchnerin • Beckenbodengymnastik • Handling und Entwicklung • Neugeborenen-Screening • U2 • Impfungen	___/___/_____ Datum Dauer Unterschrift PA Unterschrift ST ___/___/_____ Datum Dauer Unterschrift PA Unterschrift ST	___/___/_____ Datum Dauer Unterschrift PA Unterschrift ST ___/___/_____ Datum Dauer Unterschrift PA Unterschrift ST	___/___/_____ Datum Dauer Unterschrift PA Unterschrift ST ___/___/_____ Datum Dauer Unterschrift PA Unterschrift ST	___/___/_____ Datum Dauer Unterschrift PA Unterschrift ST ___/___/_____ Datum Dauer Unterschrift PA Unterschrift ST

Teil II Nachweisdokumente für die Praxiseinsätze

Kompetenzen Die*Der Studierende ...	Hospitation	Demonstration durch Praxisanleitung	Übung unter Praxisanleitung	Selbstständige Durchführung unter Aufsicht der Praxisanleitung
... soll die Physiologie des Stillens kennen und die gesunde Wöchnerin dazu grundlegend beraten können: • Trinkverhalten des Neugeborenen • Ausscheidungen des Neugeborenen • Rhythmus • Anlegetechnik • Stillpositionen • Pflege der Brust	___/___/___ Datum Dauer Unterschrift PA Unterschrift ST ___/___/___ Datum Dauer Unterschrift PA Unterschrift ST	___/___/___ Datum Dauer Unterschrift PA Unterschrift ST ___/___/___ Datum Dauer Unterschrift PA Unterschrift ST	___/___/___ Datum Dauer Unterschrift PA Unterschrift ST ___/___/___ Datum Dauer Unterschrift PA Unterschrift ST	___/___/___ Datum Dauer Unterschrift PA Unterschrift ST ___/___/___ Datum Dauer Unterschrift PA Unterschrift ST
... erkennt Abweichungen vom physiologischen Wochenbettverlauf und der gesunden Entwicklung des Neugeborenen und informiert Hebammen und ärztliche Kolleg*innen und beziehen diese in die weitere Planung des Wochenbettverlaufes ein. ... berücksichtigt bekannte anamnestische Risikofaktoren und informiert Hebammen und ärztliche Kolleg*innen.	___/___/___ Datum Dauer Unterschrift PA Unterschrift ST ___/___/___ Datum Dauer Unterschrift PA Unterschrift ST	___/___/___ Datum Dauer Unterschrift PA Unterschrift ST ___/___/___ Datum Dauer Unterschrift PA Unterschrift ST	___/___/___ Datum Dauer Unterschrift PA Unterschrift ST ___/___/___ Datum Dauer Unterschrift PA Unterschrift ST	___/___/___ Datum Dauer Unterschrift PA Unterschrift ST ___/___/___ Datum Dauer Unterschrift PA Unterschrift ST
... dokumentiert die durchgeführten Handlungen und Untersuchungsergebnisse vollständig in der durch den jeweiligen Praxisort vorgegebenen Art und Weise. ... kann die geltenden hygienischen Regeln des jeweiligen Praxisortes sicher und selbstständig anwenden.	___/___/___ Datum Dauer Unterschrift PA Unterschrift ST ___/___/___ Datum Dauer Unterschrift PA Unterschrift ST	___/___/___ Datum Dauer Unterschrift PA Unterschrift ST ___/___/___ Datum Dauer Unterschrift PA Unterschrift ST	___/___/___ Datum Dauer Unterschrift PA Unterschrift ST ___/___/___ Datum Dauer Unterschrift PA Unterschrift ST	___/___/___ Datum Dauer Unterschrift PA Unterschrift ST ___/___/___ Datum Dauer Unterschrift PA Unterschrift ST

10 Lern- und Praxisaufgaben

10.1 Äußere Untersuchung des Beckens und Erhebung der Beckenmaße

Praxis-Ort: Kreißsaal, Schwangerenvorsorge, Freiber. Hebamme, amb. hebammengel. Einrichtung
Zeitpunkt: Übung der Tätigkeiten ab dem 1. Studienjahr empfohlen

Die Kompetenzen entsprechen der HebStPrV, Anlage 1 (zu § 1, § 3 Absatz 1, § 6 Absatz 1, § 7 Absatz 1 und 2, § 13 Absatz 1, § 21 Absatz 1, § 24 Absatz 1, § 28 Absatz 1 und 2, § 45 Absatz 3, § 48 Absatz 2, § 49 Absatz 1 und § 50 Absatz 2) der HebStPrV. Die Inhalte entsprechen der HebStPrV, Anlage 3 (zu § 8, Absatz 2, den §§ 12 und 18, Absatz 2).

Einführung

Das weibliche knöcherne Becken bildet die Mitte des Körpers, ist verantwortlich für den aufrechten Gang, beinhaltet und schützt die Beckenorgane und bildet aus dem knöchernen und dem muskulären Anteil den Geburtskanal. Die Erhebung der äußeren Beckenmaße kann Hinweise auf die Größenverhältnisse des kleinen Beckens geben. Zur Erhebung der Beckenmaße, der Distantia spinarum, der Distantia cristarum, der Distantia trochanterica und der Conjugata externa wird ein Beckenzirkel verwendet. Die Conjugata vera, der innere gerade Durchmesser des Beckens, stellt die engste Stelle des Beckeneingangs dar und kann mithilfe der Conjugata externa berechnet werden. Von der Conjugata externa werden 8–9 cm abgezogen, um die Länge der Conjugata vera zu erhalten. Die Michaelis-Raute wird betrachtet und deren Form in die Interpretation der Beckenmaße mit einbezogen. Die Erhebung der Beckenmaße dient der Identifikation der Passung des Beckens zur Größe des ungeborenen Kindes oder eines möglichen Missverhältnisses zwischen Geburtskanal und dem ungeborenen Kind. Ein Kopf-Becken-Missverhältnis stellt eine häufige Ursache für einen protrahierten Geburtsverlauf dar, aus welchem sich weitere geburtshilfliche Komplikationen entwickeln könnten. Deshalb ist es wichtig, die Beckenmaße korrekt zu erheben und Abweichungen von den Normwerten zu erkennen. Das Wissen über die anatomischen Grundlagen ist Voraussetzung. (Vgl. zu Becken und Beckenmaße: Stiefel, Brendel & Bauer, 2020)

Annäherung

Die Annäherung soll die Studierenden sensibilisieren und ermöglichen, sich in die Schwangeren, Gebärenden, Wöchnerinnen oder Neugeborenen hineinzuversetzen und deren mögliche Gefühle, Ängste oder Sorgen bei der kommenden Untersuchung zu antizipieren. Die Studierenden sollen sich für die Situation passende Fragen dazu überlegen, wie sie sich selbst in dieser Situation fühlen würden. Hebammen überschreiten in ihrer notwendigen Arbeit zumeist körperliche Grenzen und intime Bereiche, dass sollte vor jeder Art von Berührung im Rahmen einer geburtshilflichen Untersuchung beachtet werden. Fragen, welche sich die Studierenden stellen könnten, um ihr Einfühlungsvermögen zu schulen sind beispielsweise:

- Wie würde ich mich in dieser Situation fühlen?
- Welche Informationen hätte ich gern zu dieser Untersuchung?
- Wie fühle ich mich, wenn ich von anderen Personen aus medizinischen Gründen berührt werde?
- Wovor habe ich bei ärztlichen oder anderen medizinischen Untersuchungen Angst?
- Wie verhalte ich mich bei körperlichen Schmerzen? …

Durchführung

Die Studierenden erlernen die äußere Untersuchung des weiblichen Beckens unter Berücksichtigung der Erhebung der Beckenmaße und der Betrachtung und Interpretation der Michaelis-Raute im Zusammenhang mit den Beckenmaßen. Sowohl die handwerklich korrekte Durchführung der Messung mit dem Beckenzirkel als auch die Kommunikation mit der Frau, die Erklärungen zur äußeren Untersuchung beinhaltet, sind für diese Aufgabe wichtig. Relevante Informationen aus der Anamnese oder von vorangegangenen Geburten sollen mit einbezogen werden. Im Anschluss an die Untersuchung sind die Studierenden in der Lage, die erhobenen Werte und die Ergebnisse der Frau zu erklären, richtig zu interpretieren, gegebenenfalls Konsequenzen abzuleiten oder Unterstützung anzufordern und korrekt zu dokumentieren.

Mögliche Fragen für eine Reflexion

- Interpretieren Sie die Ergebnisse und beachten Sie mögliche Konsequenzen auf den Geburtsmodus. Wie reagierte die Frau auf Ihre Erklärungen zur Untersuchung?
- Welche Gefühle oder Gedanken könnte die Frau haben und warum?
- Wie gelang Ihnen die Arbeit mit dem Beckenzirkel?
- Wie schwer oder wie leicht ist Ihnen die Erhebung der Beckenmaße gefallen?
- Wo lagen die Schwierigkeiten?

- Wie verlief die Kommunikation und Interaktion mit der Frau?
- Hat Ihnen die Frau Fragen gestellt? Konnten Sie angemessen darauf reagieren?
- Was würden Sie verbessern (Wissen, Fertigkeiten, Handlungsablauf, Kommunikation, …)?
- Ist es Ihnen gelungen, die richtigen Konsequenzen aus den Ergebnissen abzuleiten?
- Haben Sie Fragen?
- Was möchten Sie noch einmal üben?

10.2 Durchführung der Leopold-Handgriffe

Praxis-Ort: Kreißsaal, Schwangerenvorsorge, Freiber. Hebamme, amb. hebammengel. Einrichtung
Zeitpunkt: Übung der Tätigkeiten ab dem 1. Studienjahr empfohlen

Die Kompetenzen entsprechen der HebStPrV, Anlage 1 (zu § 1, § 3 Absatz 1, § 6 Absatz 1, § 7 Absatz 1 und 2, § 13 Absatz 1, § 21 Absatz 1, § 24 Absatz 1, § 28 Absatz 1 und 2, § 45 Absatz 3, § 48 Absatz 2, § 49 Absatz 1 und § 50 Absatz 2) der HebStPrV. Die Inhalte entsprechen der HebStPrV, Anlage 3 (zu § 8, Absatz 2, den §§ 12 und 18, Absatz 2).

Einführung

Die vier Leopold-Handgriffe sind die wichtigsten Handgriffe zur äußeren Untersuchung der Frau. Sie ermöglichen es, die kindlichen Teile, die Lage, die Stellung, die Haltung und die Poleinstellung des ungeborenen Kindes zu bestimmen. Außerdem verhelfen sie zu Aussagen über die geschätzte Größe des ungeborenen Kindes und über dessen zeitgerechte Entwicklung. Es ist grundlegend für die Hebammenarbeit, diese Handgriffe sicher zu beherrschen, um ohne technische Hilfsmittel die genannten Informationen über das Kind zu erhalten. Diese Informationen über die Stellung, Haltung und Lage des Kindes sind entscheidend für die Betreuung und Gestaltung des Geburtsverlaufes und geben zudem Auskunft über das richtige Anlegen des CTG. Zusätzlich zu diesen wichtigen und grundlegenden diagnostischen Erkenntnissen ermöglichen sie eine vorsichtige körperliche Kontaktaufnahme zwischen Hebamme und Mutter und eine Intensivierung des Kontaktes zwischen der Mutter und ihrem Kind, indem die werdende Mutter aufgefordert wird, selbst zu versuchen ihr Kind mit zu ertasten. (Vgl. zu Leopold-Handgriffe: Stiefel, Brendel & Bauer, 2020).

Annäherung

Die Annäherung soll die Studierenden sensibilisieren und ermöglichen, sich in die Schwangeren, Gebärenden, Wöchnerinnen oder Neugeborenen hineinzuversetzen und deren mögliche Gefühle, Ängste oder Sorgen bei der kommenden Untersuchung zu antizipieren. Die Studierenden sollen sich für die Situation passende Fragen dazu überlegen, wie sie sich selbst in dieser Situation fühlen würden. Hebammen überschreiten in ihrer notwendigen Arbeit zumeist körperliche Grenzen und intime Bereiche, dass sollte vor jeder Art von Berührung im Rahmen einer geburtshilflichen Untersuchung beachtet werden. Fragen, welche sich die Studierenden stellen könnten, um ihr Einfühlungsvermögen zu schulen sind beispielsweise:

- Wie würde ich mich in dieser Situation fühlen?
- Welche Informationen hätte ich gern zu dieser Untersuchung?
- Wie fühle ich mich, wenn ich von anderen Personen aus medizinischen Gründen berührt werde?
- Wovor habe ich bei ärztlichen oder anderen medizinischen Untersuchungen Angst?
- Wie verhalte ich mich bei körperlichen Schmerzen? …

Durchführung

Die Studierenden erlernen alle Leopold-Handgriffe und führen diese fachgerecht durch. Sowohl die handwerklich korrekte Durchführung der Handgriffe, als auch die Kommunikation mit der Frau, die Erklärungen zur äußeren Untersuchung beinhaltet, sind in dieser Aufgabe wichtig. Relevante Information aus der Anamnese oder von vorangegangenen Geburten sollen mit einbezogen werden. Im Anschluss an die Untersuchung sind die Studierenden in der Lage, die erhobenen Werte die Ergebnisse der Frau zu erklären, richtig zu interpretieren, gegebenenfalls Konsequenzen abzuleiten oder Unterstützung anzufordern und korrekt zu dokumentieren.

Mögliche Fragen für eine Reflexion

- Interpretieren Sie die Ergebnisse und beachten Sie mögliche Konsequenzen auf den Geburtsmodus. Wie reagierte die Frau auf Ihre Erklärungen zur Untersuchung?
- Welche Gefühle oder Gedanken könnte die Frau haben und warum?
- Wie gelang Ihnen die Arbeit mit dem Beckenzirkel?
- Wie schwer oder wie leicht ist Ihnen die Erhebung der Beckenmaße gefallen?
- Wo lagen die Schwierigkeiten?
- Wie verlief die Kommunikation und Interaktion mit der Frau?
- Hat Ihnen die Frau Fragen gestellt? Konnten Sie angemessen darauf reagieren?
- Was würden Sie verbessern (Wissen, Fertigkeiten, Handlungsablauf, Kommunikation, …)?

- Ist es Ihnen gelungen, die richtigen Konsequenzen aus den Ergebnissen abzuleiten?
- Haben Sie Fragen?
- Was möchten Sie noch einmal üben?

10.3 Ein CTG anlegen

Praxis-Ort: Kreißsaal, Schwangerenvorsorge, Freiber. Hebamme, amb. hebammengel. Einrichtung
Zeitpunkt: Übung der Tätigkeiten ab dem 1. Studienjahr empfohlen

Die Kompetenzen entsprechen der HebStPrV, Anlage 1 (zu § 1, § 3 Absatz 1, § 6 Absatz 1, § 7 Absatz 1 und 2, § 13 Absatz 1, § 21 Absatz 1, § 24 Absatz 1, § 28 Absatz 1 und 2, § 45 Absatz 3, § 48 Absatz 2, § 49 Absatz 1 und § 50 Absatz 2) der HebStPrV. Die Inhalte entsprechen der HebStPrV, Anlage 3 (zu § 8, Absatz 2, den §§ 12 und 18, Absatz 2).

Einführung

Das Cardiotokogramm (CTG) spielt in der Geburtshilfe eine wichtige Rolle. Es handelt sich dabei um ein Verfahren, der parallelen elektronischen Aufzeichnung der kindlichen Herzaktion und der Wehentätigkeit der Mutter. Es wird hauptsächlich im letzten Schwangerschafts-Trimenon und zur Überwachung des kindlichen Befindens unter der Geburt angewendet. Veränderungen der fetalen Herzfrequenz können Hinweise auf das Wohlbefinden des Kindes geben. Der Sinn der elektronischen fetalen Herzton-Überwachung ist deshalb die rechtzeitige Erkennung einer fetalen Gefährdung mit dem Ziel, im Notfall zügig und angemessen reagieren und rechtzeitig notwendige Maßnahmen einleiten zu können. Wichtig ist es dabei, bestimmte Faktoren zu berücksichtigen, welche die fetale Herzfrequenz beeinflussen, wie beispielsweise die Lagerung oder den Vitalzustand der Frau. Die Ableitung der kindlichen Herzfrequenz kann entweder mit einem externen Ultraschall-Signal-Aufnehmer mittels Ultraschalldiagnostik über die mütterliche Bauchdecke erfolgen oder durch die direkte fetale Elektrokardiografie, durch eine interne Elektrode, welche am kindlichen vorrangehenden Teil befestigt wird. An dieser Stelle soll nur die externe Ableitung thematisiert werden. Die Wehen-Aufzeichnung erfolgt synchron über die Bauchdecke der Mutter. Das korrekte Anlegen der Schallköpfe ist wichtig, um eine korrekte Ableitung zu ermöglichen. Es ist essenziell, dass die Hebamme über aktuelles Wissen zum Anlegen und zur Interpretation des CTGs verfügt. Zur objektiven, leitliniengetreuen (DGGG, Anwendung des CTG während Schwangerschaft und Geburt, 2013) Interpretation wird der FIGO-Score (Federation Internationale de Gynecologie et d`Obstétrique) verwendet. Die Auswertungen beruhen auf der Betrachtung der kindlichen Basalfrequenz, der Akzelerationen, der Dezelerationen und der Oszillationsveränderungen. Die Studierenden lernen das korrekte Anlegen des CTGs unter Berücksichtigung der zuvor erhobenen Werte durch die äußere Untersuchung und die Leopold-Handgriffe. Sie sind in der Lage die Schwangeren über die Notwendigkeit und die Bedeutung aufzuklären. Zudem erlernen die Studierenden die richtige Interpretation des CTGs und kennen die leitlinienbasierten vorgegebenen Konsequenzen für den weiteren geburtshilflichen Handlungsverlauf und beherrschen die Dokumentation der erhobenen Daten. Durch die Übungsaufgabe sollen die Studierenden das korrekte Anlegen und die fachgerechte Auswertung des CTGs trainieren. (Vgl. zum CTG: Stiefel, Brendel & Bauer, 2020)

Annäherung

Die Annäherung soll die Studierenden sensibilisieren und ermöglichen, sich in die Schwangere hineinzuversetzen und deren mögliche Gefühle, Ängste oder Sorgen zu antizipieren. Die Studierenden sollen sich für die Situation passende Fragen dazu überlegen, wie sie sich selbst in dieser Situation fühlen würden. Hebammen überschreiten in ihrer notwendigen Arbeit zumeist körperliche Grenzen und intime Bereiche, dass sollte vor jeder Art von Berührung im Rahmen einer geburtshilflichen Untersuchung beachtet werden. Fragen, welche sich die Studierenden stellen können, um ihr Einfühlungsvermögen zu schulen, sind beispielsweise:

- Wie würde ich mich in dieser Situation fühlen?
- Welche Informationen hätte ich gern zur Erhebung der Anamnese?
- Werden meine Aussagen ernstgenommen?
- Wovor habe ich Angst?
- Kann ich der Hebamme vertrauen?

Durchführung

Die Studierenden legen bei einer Schwangeren ein CTG fachgerecht an und nutzen dazu die zuvor erhobenen Erkenntnisse der Untersuchung der Beckenmaße und der Leopold-Handgriffe. Sie klären zuvor die Schwangere über die Bedeutung und die Notwendigkeit des CTGs auf. Die Studierenden achten dabei auf eine angemessene und bequeme Lagerung der Schwangeren und gehen auf die Bedürfnisse der Frau ein. Die Interpretation und Beurteilung nach FIGO in entweder ein »normales« »suspektes« oder »pathologische« CTG erfolgt in einem Gespräch mit der Praxisanleitung unter Hinzuziehung eines Arztes/einer Ärztin. Im Anschluss daran sind die Studierenden in der Lage, die Auswertung des CTGs der Frau zu erklären. Sie dokumentieren die Befunde korrekt in den erforderlichen Akten und leiten, wenn notwendig in Absprache mit der Praxisanleiterin und den ärztlichen Kolleg*innen, weitere Maßnahmen ein.

Mögliche Fragen für eine Reflexion

- Interpretieren Sie die Ergebnisse und beachten Sie mögliche Konsequenzen für die weitere Betreuung.
- Wie reagierte die Frau auf Ihre Fragen?
- Welche Gefühle und Gedanken könnte die Frau haben und warum?
- Wie gelang Ihnen die Anamnese, was fiel Ihnen schwer und was fiel Ihnen leicht?
- Wie verlief die Kommunikation und Interaktion mit der Frau?
- Hat Ihnen die Frau Fragen gestellt und konnten Sie angemessen reagieren?
- Was würden Sie verbessern (Wissen, Fertigkeiten, Handlungsablauf, Kommunikation, …)?
- Ist es Ihnen gelungen, die richtigen Konsequenzen aus den Ergebnissen abzuleiten?
- Haben Sie Fragen? Was möchten Sie noch einmal üben? …
- Konnten Sie die fetalen Herztöne leicht finden?
- Konnten Sie Ihre Ergebnisse der zuvor durchgeführten äußeren Untersuchung nutzen?
- Hatten Sie Schwierigkeiten beim Anlegen der CTG? Wenn ja, welche?
- Konnten Sie auf Bedürfnisse der Frau, zum Beispiel im Hinblick auf die Lagerung, eingehen?
- Wie gestalteten Sie die Kommunikation mit der Frau?
- Konnten Sie angemessen reagieren, wenn Ihnen Fragen gestellt wurden?
- Konnten Sie theoretisches Wissen abrufen und anwenden?

10.4 Durchführung einer vaginalen Untersuchung

Praxis-Ort: Kreißsaal, Freiber. Hebamme, amb. hebammengel. Einrichtung
Zeitpunkt: Übung der Tätigkeiten ab dem 2. Studienjahr empfohlen

Die Kompetenzen entsprechen der HebStPrV, Anlage 1 (zu § 1, § 3 Absatz 1, § 6 Absatz 1, § 7 Absatz 1 und 2, § 13 Absatz 1, § 21 Absatz 1, § 24 Absatz 1, § 28 Absatz 1 und 2, § 45 Absatz 3, § 48 Absatz 2, § 49 Absatz 1 und § 50 Absatz 2) der HebStPrV. Die Inhalte entsprechen der HebStPrV, Anlage 3 (zu § 8, Absatz 2, den §§ 12 und 18, Absatz 2).

Einführung

Die vaginale Untersuchung gehört zu den inneren Untersuchungsmethoden und sollte nicht als Routinemaßnahme im Geburtsverlauf angewendet werden. Die Indikationen für die Durchführung, wie beispielsweise das Erkennen von Fehleinstellungen, der Abfall der fetalen Herzfrequenz nach Blasensprung oder die Klärung der geburtshilflichen Situation bei der Aufnahme einer Gebärenden, müssen den Studierenden bekannt sein. Die vaginale Untersuchung ermöglicht das innere Austasten des Beckens, die Beurteilung der Beckenbodenmuskulatur, der Vaginalwände und der Portio sowie die Öffnung des Muttermundes und das Tiefertreten des kindlichen vorrangehenden Teils während des Geburtsverlaufes. Zum Beispiel gibt die Stellung des Promontoriums Aufschluss über eine mögliche Beckenverengung, die Beweglichkeit des Steißbeins kann ebenfalls ertastet werden, um ein Geburtshindernis auszuschließen. Durch das Spreizen von Zeige- und Mittelfinger der Untersuchenden kann der Schambogenwinkel auf eine Beckenverengung hin beurteilt werden. Die Scheide und der Dammbereich können so auf Narben von vorausgegangenen Geburten untersucht werden. Im Geburtsgeschehen kann die vaginale Untersuchung zur Beurteilung des Geburtsfortschrittes herangezogen werden und über die Poleinstellung sowie über die Stellung, die Haltung und den Höhenstand des Kindes Aufschluss geben, ebenso über die Eröffnung des Muttermundes. Diese Informationen sind für die Hebamme wichtige Hilfen für die Geburtsplanung und die Betreuung während der Geburt und sollen sicher beherrscht werden. Die vaginale Untersuchung stellt einen Eingriff in die Intimsphäre der Frau dar und entsprechend sensibel sollte die Aufklärung und Vorbereitung der Frau darauf erfolgen. Sie sollte so selten wie möglich und so oft wie unbedingt nötig angewendet werden. Die Information und das Einverständnis der Gebärenden sind bei jeder Untersuchung zwingend erforderlich. (Vgl. zu vaginaler Untersuchung: Stiefel, Brendel & Bauer, 2020)

Annäherung

Die Annäherung soll die Studierenden sensibilisieren und ermöglichen, sich in die Schwangeren, Gebärenden, Wöchnerinnen oder Neugeborenen hineinzuversetzen und deren mögliche Gefühle, Ängste oder Sorgen bei der kommenden Untersuchung zu antizipieren. Die Studierenden sollen sich für die Situation passende Fragen dazu überlegen, wie sie sich selbst in dieser Situation fühlen würden. Hebammen überschreiten in ihrer notwendigen Arbeit zumeist körperliche Grenzen und intime Bereiche, dass sollte vor jeder Art von Berührung im Rahmen einer geburtshilflichen Untersuchung beachtet werden. Fragen, welche sich die Studierenden stellen könnten, um ihr Einfühlungsvermögen zu schulen sind beispielsweise:

- Wie würde ich mich in dieser Situation fühlen?
- Welche Informationen hätte ich gern zu dieser Untersuchung?
- Wie fühle ich mich, wenn ich von anderen Personen aus medizinischen Gründen berührt werde?
- Wovor habe ich bei ärztlichen oder anderen medizinischen Untersuchungen Angst?
- Wie verhalte ich mich bei körperlichen Schmerzen?

Durchführung

Die Studierenden erlernen die fachgerechte Durchführung der vaginalen Untersuchung. Sie sollten sich vor Beginn der Untersuchung darüber bewusst sein, welche Informationen sie sich versprechen und ob die Untersuchung zwingend nötig ist.

Die Studierenden klären die Frau über das Vorgehen auf und erbitten die Erlaubnis zur Durchführung. Die Studierenden wahren die Intimsphäre der Frau und achten Ihre Bedenken und Sorgen. Die Ergebnisse der Untersuchung können von den Studierenden richtig interpretiert werden und sie besprechen die Ergebnisse mit der Praxisanleiterin und leiten, wenn erforderlich, die richtigen Konsequenzen ein. Die Studierenden kommunizieren die Ergebnisse klar und verständlich für die Frau und dokumentieren sie korrekt.

Mögliche Fragen für eine Reflexion

- Interpretieren Sie die Ergebnisse und beachten Sie mögliche Konsequenzen auf die Geburtsplanung und den Geburtsmodus.
- Wie reagierte die Frau auf Ihre Erklärung zur Untersuchung?
- Welche Gefühle und Gedanken könnte die Frau haben und warum?
- Wie gelang Ihnen die vaginale Untersuchung?
- Wie schwer oder leicht fiel Ihnen die Durchführung? Wo lagen Schwierigkeiten?
- Wie verlief die Kommunikation und Interaktion mit der Frau?
- Hat Ihnen die Frau Fragen gestellt? Konnten Sie angemessen reagieren?
- Was würden Sie verbessern (Wissen, Fertigkeiten, Handlungsablauf, Kommunikation, …)?
- Ist es Ihnen gelungen, die richtigen Konsequenzen aus den Ergebnissen abzuleiten?
- Haben Sie Fragen? Was möchten Sie noch einmal üben?

10.5 Erhebung der Anamnese

Praxis-Ort: Kreißsaal, Schwangerenvorsorge, Freiber. Hebamme, amb. hebammengel. Einrichtung
Zeitpunkt: Übung der Tätigkeiten ab dem 2. Studienjahr empfohlen

Die Kompetenzen entsprechen der HebStPrV, Anlage 1 (zu § 1, § 3 Absatz 1, § 6 Absatz 1, § 7 Absatz 1 und 2, § 13 Absatz 1, § 21 Absatz 1, § 24 Absatz 1, § 28 Absatz 1 und 2, § 45 Absatz 3, § 48 Absatz 2, § 49 Absatz 1 und § 50 Absatz 2) der HebStPrV. Die Inhalte entsprechen der HebStPrV, Anlage 3 (zu § 8, Absatz 2, den §§ 12 und 18, Absatz 2).

Einführung

Die ausführliche und sorgfältige Anamnese stellt eine wichtige Arbeitsgrundlage für jede Hebamme dar und kann der Ausgangspunkt für die Geburtsplanung sein. Gleichzeitig ist die Anamneseerhebung eine sehr gute Gelegenheit, die Frau kennenzulernen und eine Basis für einen Aufbau der Beziehung sowie die weiterführende Betreuung.

Eine Anamnese sollte immer systematisch erstellt werden, eine Checkliste oder ein praxis- oder krankenhausspezifischer Anamnesebogen hilft der Hebamme, vollständig und lückenlos alle Informationen zur Krankengeschichte und die Daten des Mutterpasses zu erfassen. Die gynäkologische Eigenanamnese ermittelt den voraussichtlichen Geburtstermin, den Zyklus sowie frühere oder aktuelle gynäkologische Erkrankungen. Wichtig ist ebenso die Erfassung von Operationen, gynäkologisch oder allgemeinmedizinisch, und in diesem Zusammenhang sind Informationen zu Narkoseproblemen, Bluttransfusionen und ähnlichen Komplikationen hilfreich. Im Teil der geburtshilflichen Anamnese werden die Erfahrungen und Vorstellungen zu Schwangerschaft und Geburt besprochen. Dazu gehören die Anzahl der vorausgegangenen Schwangerschaften, Fehlgeburten oder Schwangerschaftsabbrüche mit der jeweiligen Zeitangabe. Ebenso sollte Beachtung finden, wie frühere Schwangerschaften, Geburten und die Wochenbettzeit verliefen und welche Erfahrungen die Frau dabei gemacht hat und wie der Gesundheitszustand und die Ernährung der Kinder waren. An dieser Stelle der Anamnese sollte die Hebamme die eigenen Erwartungen der Frau an die Betreuung erfragen und die Vorstellungen zur Geburt dokumentieren.

In der medizinischen Anamnese werden frühere und aktuelle Allgemeinerkrankungen erfragt. Die Frau sollte Angaben zu ihren Ernährungsgewohnheiten machen, zu möglichem Drogen- und Alkoholkonsum und zur Medikamenteneinnahme, auch kürzlich erfolgte weite Reisen sollten Beachtung finden. Abschließend fordert die Hebamme die Frau auf, ihren momentanen Gesundheitszustand selbst einzuschätzen.

Die Erhebung der Familienanamnese ist ein weiterer Punkt, hier werden chronische, genetische und psychische Erkrankungen im familiären Umfeld erfasst. Im letzten Teil der Anamnese geht es um das psycho-soziale Umfeld der Frau, wie die Frau die Schwangerschaft bis jetzt erlebt hat, ob sie beispielsweise mit der Partnerschaft zufrieden ist, ob sie sich durch die Arbeit, die Familie, die Geschwisterkinder belastet fühlt oder ob sie finanziell abgesichert ist.

Eine entspannte Atmosphäre und das vertrauensvolle Gespräch sind gute Voraussetzungen für die Frau, um sich öffnen zu können und eine vertrauensvolle Beziehung aufbauen zu können. Eine Anamnese sollte im Verlauf der

Schwangerschaft immer wieder hinterfragt und aktualisiert werden. (Vgl. zur Anamnese-Erhebung: Stiefel, Brendel & Bauer, 2020)

Annäherung

Die Annäherung soll die Studierenden sensibilisieren und ermöglichen, sich in die Schwangeren, Gebärenden, Wöchnerinnen oder Neugeborenen hineinzuversetzen und deren mögliche Gefühle, Ängste oder Sorgen bei der kommenden Untersuchung zu antizipieren. Die Studierenden sollen sich für die Situation passende Fragen dazu überlegen, wie sie sich selbst in dieser Situation fühlen würden. Hebammen überschreiten in ihrer notwendigen Arbeit zumeist körperliche Grenzen und intime Bereiche, dass sollte vor jeder Art von Berührung im Rahmen einer geburtshilflichen Untersuchung beachtet werden. Fragen, welche sich die Studierenden stellen könnten, um ihr Einfühlungsvermögen zu schulen sind beispielsweise:

- Wie würde ich mich in dieser Situation fühlen?
- Welche Informationen hätte ich gern zu dieser Untersuchung?
- Wie fühle ich mich, wenn ich von anderen Personen aus medizinischen Gründen berührt werde?
- Wovor habe ich bei ärztlichen oder anderen medizinischen Untersuchungen Angst?
- Wie verhalte ich mich bei körperlichen Schmerzen?

Durchführung

Die Studierenden erlernen die Techniken der Gesprächsführung und wenden diese sicher an. Sie können der Frau vermitteln, wie wichtig der Wahrheitsgehalt der Aussagen ist und versichern die Schweigepflicht der Hebamme und eine wertfreie Einschätzung. Die Studierenden können eine vollständige systematische Anamnese erheben und auswerten, im Anschluss sind die Studierenden in der Lage, die Ergebnisse der Frau zu erklären. Sie dokumentieren korrekt in den erforderlichen Anamnesebögen und den geburtshilflichen Unterlagen.

Mögliche Fragen für eine Reflexion

- Interpretieren Sie die Ergebnisse und beachten Sie mögliche Konsequenzen für die weitere Betreuung.
- Wie reagierte die Frau auf Ihre Fragen?
- Welche Gefühle und Gedanken könnte die Frau haben und warum?
- Wie gelang Ihnen die Anamnese, was fiel Ihnen schwer und was fiel Ihnen leicht?
- Wie verlief die Kommunikation und Interaktion mit der Frau?
- Hat Ihnen die Frau Fragen gestellt und konnten Sie angemessen reagieren?
- Was würden Sie verbessern (Wissen, Fertigkeiten, Handlungsablauf, Kommunikation, …)?
- Ist es Ihnen gelungen, die richtigen Konsequenzen aus den Ergebnissen abzuleiten?
- Haben Sie Fragen? Was möchten Sie noch einmal üben? …

10.6 Durchführung einer Vorsorgeuntersuchung

Praxis-Ort: Kreißsaal, Schwangerenvorsorge, Freiber. Hebamme, amb. hebammengel. Einrichtung
Zeitpunkt: Übung der Tätigkeiten ab dem 3. Studienjahr empfohlen

Die Kompetenzen entsprechen der HebStPrV, Anlage 1 (zu § 1, § 3 Absatz 1, § 6 Absatz 1, § 7 Absatz 1 und 2, § 13 Absatz 1, § 21 Absatz 1, § 24 Absatz 1, § 28 Absatz 1 und 2, § 45 Absatz 3, § 48 Absatz 2, § 49 Absatz 1 und § 50 Absatz 2) der HebStPrV. Die Inhalte entsprechen der HebStPrV, Anlage 3 (zu § 8, Absatz 2, den §§ 12 und 18, Absatz 2).

Einführung

Das Ziel einer Vorsorgeuntersuchung ist es, den regelrechten Verlauf einer Schwangerschaft zu überwachen. Sie darf von einer Hebamme durchgeführt werden. In Anlehnung an die Mutterschaftsrichtlinien sollten zwölf Vorsorgeuntersuchungen bis zum errechneten Entbindungstermin durchgeführt werden, dies kann je nach den Betreuungsbedürfnissen der Schwangeren abweichen, darf aber vier Untersuchungen nicht unterschreiten.

Die Hebamme kann eine Schwangerschaft feststellen, den Geburtstermin berechnen und den Mutterpass und die Bescheinigung über den mutmaßlichen Tag der Entbindung ausstellen. Bei Abweichungen von der Norm oder bei Risikoschwangeren muss ein Facharzt oder eine Fachärztin hinzugezogen werden. Eine Aufklärung zu akutem, notfallartigem Geschehen und den Grenzen der Hebammenbetreuung sollten ausführlich und verständlich erfolgen. Die Untersuchungen können in einer Praxis oder im häuslichen Umfeld der Schwangeren stattfinden.

Beim ersten Kontakt wird eine ausführliche Anamnese erhoben und im Mutterpass dokumentiert. Die Blutdruckmessung, das Feststellen des Leibesumfanges, des Gewichts und der Körpergröße sowie Ödeme und Varizen sollen erfasst werden. Des Weiteren erfolgen die äußere Untersuchung des Beckens, die Bestimmung der Beckenmaße und die Beurteilung der Michaelis Raute. Der Urin wird mittels Teststreifen auf Glukose und Eiweiß untersucht, um Hinweis auf stoffwechselbedingte Erkrankungen zu finden. Eine vaginale Untersuchung gibt Aufschluss über den Zustand von Zervix und Muttermund, die Austastung des Beckens gehört ebenfalls dazu. Der Zervixabstrich dient der Untersuchung auf Chlamydien. Mit der Abnahme von venösem Blut können Blutgruppe, Rh-Faktor D, Antikörper, Rötelntiter, Treponema-pallidum-Hämagglutinationstest (TPHA) und ein kleines Blutbild vom Labor bestimmt werden. Gegebenenfalls stellt die Hebamme eine Bescheinigung über das Bestehen einer Schwangerschaft für den Arbeitgeber aus und vereinbart den Folgetermin mit der Schwangeren.

Zu den weiteren Vorsorgen werden die Routineuntersuchungen durchgeführt, dazu gehört das Gespräch mit der Schwangeren, die Selbsteinschätzung ihres körperlichen Befindens, das Messen des Blutdruckes, des Leibesumfanges, des Symphysen-Fundus-Abstandes und die Bestimmung des Gewichtes. Das Abhören der kindlichen Herztöne, sowie das Erfassen der Fundus-Höhe, der Kindslage, das Erfragen von Kindsbewegungen und das Feststellen möglicher Ödeme oder Varizen gehören ebenso zur Untersuchung wie die Kontrolle des Urins mittels Teststreifen. Die vaginale Untersuchung gehört nicht zu den Routineuntersuchungen und sollte sehr sparsam genutzt werden, etwa zur Feststellung von Frühgeburtsbestrebungen oder anderen Auffälligkeiten.

In der 16.–17. SSW erfolgt der zweite Rötelntest falls kein oder ein geringer Titer festgestellt wurde, in der 24.–27. SSW wird ein zweiter Antikörpertest und ein weiteres kleines Blutbild durchgeführt, die Gabe von Anti-D bei RH-negativen Schwangeren erfolgt in der 28.–30. SSW und muss meist beim Arzt erfolgen. In der 32.–40. SSW wird der HbsAg-Titer bestimmt und ein weiteres kleines Blutbild veranlasst. Auf Wunsch und bei Verdacht kann in der 36. SSW ein Abstrich auf Streptokokken der Gruppe B und eine Hb-Bestimmung erfolgen.

Bei einer Überschreitung des Termins vereinbart die Hebamme mit der Schwangeren ein Betreuungsintervall und bietet das Schreiben eines CTGs an. Bei sich ergebenden pathologischen Entwicklungen während der Schwangerschaft muss die Hebamme immer einen Arzt zuziehen.

Das Hauptaugenmerk sollte immer auf dem Gespräch mit der Schwangeren liegen, ihrer Beratung, die Beantwortung ihrer Fragen und der Stärkung des Selbstvertrauens sowie der Eigenverantwortlichkeit. Die Schwangere soll seelisch und körperlich gut auf die Geburt vorbereitet werden und soll während der Vorsorge wiederkehrend die Möglichkeit haben, ihre Ängste und Sorgen, aber auch ihre Freude und ihre Wünsche der Hebamme mitzuteilen. Die Hebamme sollte die Frau über alle Möglichkeiten der Schwangerenvorsorge und Geburtsplanung informieren und aufklären. Grundlegend hat die Schwangere immer das Recht auf Selbstbestimmung und kann immer entscheiden, welche Untersuchungen durchgeführt werden, die Ablehnung von Untersuchungen muss jedoch immer von der Hebamme dokumentiert und von der Schwangeren gegengezeichnet werden. (Vgl. zur Vorsorgeuntersuchung: Stiefel, Brendel & Bauer, 2020)

Annäherung

Die Annäherung soll die Studierenden sensibilisieren und ermöglichen, sich in die Schwangere hineinzuversetzen und deren mögliche Gefühle, Ängste oder Sorgen zu antizipieren. Die Studierenden sollen sich für die Situation passende Fragen dazu überlegen, wie sie sich selbst in dieser Situation fühlen würden. Hebammen überschreiten oft Grenzen in ihrer Arbeit, dringen in die Privatsphäre ein. Fragen, die sich die Studierenden stellen können, um ihr Einfühlungsvermögen zu schulen, sind beispielsweise:

- Wie würde ich mich in dieser Situation fühlen?
- Welche Informationen hätte ich gern zur Vorsorgeuntersuchung?
- Wovor habe ich Angst?
- Wie fühle ich mich, wenn ich von anderen Personen berührt werde?
- Fühle ich mich gut aufgehoben und kann ich mich öffnen?

Durchführung

Die Studierenden erlernen die Durchführung einer Vorsorgeuntersuchung und führen diese fachgerecht durch. Diese Aufgabe ist sehr komplex, da verschiedene Lerninhalte miteinander verknüpft werden müssen. Sie kann über den Verlauf der Schwangerschaft erfüllt werden, da nicht alle Aufgaben in einer Betreuungssituation erfolgen können, sondern dem realen Verlauf der Schwangerenbetreuung entsprechen sollen. Das Erstellen der Anamnese, die Kommunikation mit der Schwangeren, die äußere und innere Untersuchung und der Ablauf der Vorsorgeuntersuchung müssen miteinander kombiniert werden. Die Studierenden lernen das Erstellen von Laboraufträgen und deren zeitliche Einordnung in den Schwangerschaftsverlauf und können die Frau zu den entsprechenden Untersuchungen korrekt aufklären. Dabei ist es wichtig, die Wünsche der Schwangeren zu respektieren. Die Studierenden sind in der Lage, die erhobenen Befunde richtig zu interpretieren, gegebenenfalls Konsequenzen abzuleiten oder Unterstützung anzufordern, sie dokumentieren korrekt im Mutterpass und den hauseigenen Unterlagen.

Mögliche Fragen für eine Reflexion

- Interpretieren Sie die Ergebnisse und beachten Sie mögliche Konsequenzen.
- Wie reagierte die Frau auf Ihre Erklärungen zur Vorsorgeuntersuchung?
- Welche Gefühle und Gedanken könnte die Frau haben und warum?
- »Wie gelang Ihnen die Untersuchung, was fiel Ihnen schwer und was fiel Ihnen leicht?«
- »Wie verlief die Kommunikation und Interaktion mit der Frau?«
- »Hat Ihnen die Frau Fragen gestellt?« »Konnten Sie alle Fragen korrekt beantworten?«
- Was würden Sie verbessern (Wissen, Fertigkeiten, Handlungsablauf, Kommunikation, …)?
- Haben Sie Fragen? Was möchten Sie noch einmal üben?

10.7 Einzelstunde eines Geburtsvorbereitungskurses

Praxis-Ort: Kreißsaal, Schwangerenvorsorge, Freiber. Hebamme, amb. hebammengel. Einrichtung
Zeitpunkt: Übung der Tätigkeiten ab dem 3. Studienjahr empfohlen

Die Kompetenzen entsprechen der HebStPrV, Anlage 1 (zu § 1, § 3 Absatz 1, § 6 Absatz 1, § 7 Absatz 1 und 2, § 13 Absatz 1, § 21 Absatz 1, § 24 Absatz 1, § 28 Absatz 1 und 2, § 45 Absatz 3, § 48 Absatz 2, § 49 Absatz 1 und § 50 Absatz 2) der HebStPrV. Die Inhalte entsprechen der HebStPrV, Anlage 3 (zu § 8, Absatz 2, den §§ 12 und 18, Absatz 2).

Einführung

Jede Frau hat Anspruch auf 14 Stunden Geburtsvorbereitung in Form von reinen Frauenkursen, als Paar-Kurs oder auf ärztliche Anordnung als Einzelunterweisung. Ziele des Kurses sind es, den werdenden Eltern umfassende Informationen zu ermöglichen, Wahlmöglichkeiten für die Geburt aufzuzeigen, in Entscheidungsprozessen zu unterstützen, das Selbstvertrauen und das Körpergefühl der Frau zu stärken. Zudem sollen die Paare füreinander sensibilisiert werden und die Veränderungen in der Familie, mögliche Krisen und Rollenveränderungen, sollen thematisiert und entsprechende Hilfen aufgezeigt werden.

Die Hebamme wird zur Kursleiterin und schafft klare Rahmenbedingungen, sie stellt einen geeigneten Raum zur Verfügung, erläutert am Kursanfang den Zeitrahmen der einzelnen Stunden, gibt einen Überblick zu Zielen und Themenschwerpunkten und leitet die Kurseinheit mit einem ausgewogenen Wechsel zwischen Information, Bewegung, Entspannung und Aktivität in der Gruppe sowie mit Raum für Fragen.

Folgende Inhalte sollten integriert sein:

- Information zu Schwangerschaftsveränderungen, Vorbereitungen im häuslichen Umfeld, Ernährung, Sport, Partnerbeziehung, Aufklärung über den normalen Geburtsverlauf, mögliche Hilfen zur Schmerzverarbeitung, Bedeutung der ungestörten Geburtsatmosphäre, Wahl des Geburtsortes.
- Atemarbeit, Körperarbeit.
- Gebärhaltungen, Partnerübungen zum Verständnis.
- Wochenbett, Stillen, Neugeborenenpflege.
- Auseinandersetzung mit Unsicherheiten und Ängsten, negativen Erfahrungen mit vorausgegangenen Geburten, Erfolgsdruck.

Jede Hebamme wird im Laufe des Berufslebens ihre Prioritäten hinzufügen und Schwerpunkte setzen. In jedem Fall ist es wichtig, den roten Faden während der Kursstunde nicht zu verlieren und trotz Fragen oder Berichten der Teilnehmer immer wieder zum Thema zurückzufinden. Im Kurs treffen unterschiedlichste Menschen aufeinander, mit und ohne Erfahrungen, das Mitteilungsbedürfnis ist groß und manchmal auch die Not. In schwierigen Fällen ist das Angebot für ein persönliches Gespräch eine gute Variante, um die Situation abzufangen und die anderen Kursteilnehmer nicht zu verunsichern. Im Vordergrund sollen immer die kompetente Informationsweitergabe, die empathische Kommunikation, die praktischen körper- und atembezogenen Übung, der Austausch mit den anderen Frauen und Paaren und natürlich die Vorfreude auf das Kommende stehen. (Vgl. zu Geburtsvorbereitungskursen Stiefel, Brendel & Bauer, 2020)

Annäherung

Die Annäherung soll die Studierende sensibilisieren und ermöglichen, sich in die Schwangere und ihren Partner hineinzuversetzen und deren mögliche Gefühle, Ängste und Sorgen zu antizipieren. Die Studierenden sollen sich für die Situationen passende Fragen dazu überlegen, wie sie sich selbst in dieser Situation fühlen würden. Fragen, welche sich die Studierenden stellen könnten, um ihr Einfühlungsvermögen zu schulen, sind beispielsweise:

- Wie würde ich mich in dieser Situation fühlen?
- Welche Informationen hätte ich gern zum Thema der Kursstunde?
- Wie fühle ich mich in der Gruppe?
- Kann ich meine Anliegen kommunizieren und werde ich ernst genommen?
- Ist ein solcher Kurs für mich hilfreich? ...

Durchführung

Die Studierenden erlernen das Durchführen einer Kursstunde zu einem bestimmten Thema, sie lernen vor einer Gruppe zu sprechen und anschaulich zu erklären. Sie können mit den Teilnehmern kommunizieren und interagieren sowie die Fragen korrekt beantworten und angemessen reagieren. Sie dokumentieren richtig den Kursverlauf entsprechend den Vorgaben der durchführenden Einrichtung. Die Aufgabe ist sehr komplex, da verschiedene Lerninhalte und kommunikative Fähigkeiten miteinander verknüpft werden müssen und sollte vorher intensiv mit der den Kurs betreuenden Hebamme besprochen werden. Die Auswahl des Themas einer Kursstunde und die Durchführung der Kursstunde sollten ebenso in enger Absprache mit der den Kurs betreuenden Hebamme und in gegenseitigem Einverständnis erfolgen.

Mögliche Fragen für eine Reflexion

- Wie reagierte die Gruppe auf Ihre Erklärungen?
- Wie gelang Ihnen die Gestaltung des Kursthemas?
- Was fiel Ihnen schwer und was fiel Ihnen leicht?
- Wie schätzen Sie die Kommunikation und Interaktion mit der Gruppe ein?
- Wurden Ihnen Fragen gestellt und konnten sie angemessen reagieren?
- Was würden Sie verbessern (Wissen, Fertigkeiten, Handlungsablauf, Kommunikation, ...)?
- Haben Sie Fragen? Was möchten Sie noch einmal üben?

11   Praxiseinsatz: Kompetenz-Beurteilung

_____   _____
Name   Kurs

_____
Krankenhaus, Station

_____   _____
Einsatzzeitraum   Fehlzeiten

1. Kompetenz: Fachwissen (semesterangepasst)

*Die*Der Studierende …*	1	2	3	4	5
… besitzt Kenntnisse entsprechend dem Theorie- und Praxis-Curriculum.					
… kann die theoretisch gelernten Inhalte praktisch anwenden.					
… wendet die hygienischen Vorschriften an und hält die Regeln ein.					
… versteht die Komplexität und Unbestimmtheit der Geburtshilfe.					
… kennt die realistischen Grenzen ihrer*seiner fachlichen Kompetenz und organisiert sich Hilfe in für sie*ihn schwierigen Situationen.					
… hat große Schwierigkeiten bei folgenden Tätigkeiten: • • • •					
… kann folgende Tätigkeiten sehr gut umsetzen: • • • •					

2. Kompetenz: Kommunikation und Beziehungsgestaltung

*Die*Der Studierende …*	1	2	3	4	5
… versteht es, sich verbal und nonverbal verständlich auszudrücken.					
… verfügt über eine zielführende Kommunikation, um einen guten Zugang zu Frauen und ihren Begleitern zu finden.					
… ist einfühlsam.					
… ist aufmerksam und konzentriert.					
… ist umsichtig.					

Die*Der Studierende ...	1	2	3	4	5
... ist geduldig.					
... ist aufgeschlossen.					
... kann ihre*seine Gefühle (bspw. Antipathie, Sympathie) gegenüber den Frauen und ihren Begleitern kontrollieren.					
... kann empathisch mit dem Neugeborenen umgehen und gleichzeitig eine professionelle Distanz wahren.					
... kann empathisch mit den Frauen und ihren Begleitern umgehen und gleichzeitig eine professionelle Distanz wahren.					

3. Kompetenz: Intra- und Interprofessionelle Teamarbeit

Die*Der Studierende ...	1	2	3	4	5
... verhält sich kollegial.					
... ist hilfsbereit.					
... arbeitet zuverlässig.					
... verhält sich kooperativ und entgegenkommend.					
... verhält sich wertschätzend im Umgang mit den Kolleg*innen.					
... kennt die entsprechenden interprofessionellen Fachkräfte und deren Arbeitsschwerpunkte und kann ihre Anliegen korrekt kommunizieren.					
... achtet die Kompetenzen anderer Professionen.					
... kann sich konstruktiv in das Team einbringen.					

4. Kompetenz: Organisation und Planung (semesterangepasst)

Die*Der Studierende ...	1	2	3	4	5
... arbeitet ruhig und besonnen.					
... arbeitet selbstständig.					
... zeigt Eigeninitiative und erkennt Notwendigkeiten.					
... arbeite sorgfältig und gründlich.					
... bleibt auch in schwierigen Situationen arbeitsfähig (z. B. Notfälle).					
... arbeitet wirtschaftlich effizient.					
... kann mit ihren*seinen zeitlichen Ressourcen effektiv umgehen.					
... kann Prioritäten setzen.					
... kann den Überblick bewahren.					
... kann nur unter Anleitung arbeiten.					
... ist mit der komplexen Situation im Kreißsaal überfordert und planlos.					

5. Kompetenz: Dokumentation und Berichterstattung (semesterangepasst)

*Die*Der Studierende …*	1	2	3	4	5
… kann präzise und exakt berichten/einen Fall übergeben.					
… dokumentiert korrekt und vollständig.					
… dokumentiert übersichtlich.					
… kann wesentliche von unwesentlichen Informationen unterscheiden.					
… stellt Rückfragen bei Unklarheiten und Unsicherheiten.					

6. Kompetenz: Reflexionsfähigkeit

*Die*Der Studierende …*	1	2	3	4	5
… kann ihr eigenes Handeln objektiv beurteilen und einschätzen.					
… ist sich der Subjektivität der eigenen Wahrnehmung bewusst.					
… kann kritische Rückmeldungen einsichtsfähig annehmen.					
… kann kritische Rückmeldungen annehmen und umsetzen.					

Gesamt-Kompetenz-Beurteilung (Durchschnitt der Einzelnoten):

_____   _____
Datum   Note

_____   _____
Unterschrift Praxisanleiter*in   Unterschrift Student*in

12 Tätigkeitsnachweise

Tätigkeitsnachweis: Schwangerschaftsvorsorge – Physiologie

Schwangerschaftsvorsorge: Physiologie | **Betreuung von gesunden Schwangeren: 100**

Name:

Anzahl	Datum	Alter	Grav.	Para	SSW	Lage	HA	Ki.Bew.	Ödeme	Varizen	Gewicht	VU	BM	Allg.bef.	Beratung

Tätigkeitsnachweis: Schwangerschaftsvorsorge – Pathologie

Schwangerschaftsvorsorge: Pathologie · Betreuung gefährdeter Schwangerer: 40

Name:

Anzahl	Datum	Alter	Grav.	Para	SSW	Lage	HA	Ki.Bew.	Ödeme	Varizen	Gewicht	VU	BM	Allg.bef.	Beratung

Tätigkeitsnachweis: Wochenbett – Physiologie

Wochenbett: Physiologie | **Betreuung von gesunden Wöchnerinnen: 100**

Name:

Anzahl	Datum	Alter	Grav.	Para	SSW	Fundus	Datum: Geburt	Tage p. p.	Temp.	Puls	RR	Brust	Lochien	Geburts-wunden	Öd./Var.	Beratung

Tätigkeitsnachweis: Wochenbett– Pathologie

Wochenbett: Pathologie

Name:

Betreuung von gefährdeten Wöchnerinnen: 40

Anzahl	Datum	Alter	Grav.	Para	SSW	Fundus	Datum: Geburt	Tage p. p.	Temp.	Puls	RR	Brust	Lochien	Geburts-wunden	Öd./Var.	Beratung

Tätigkeitsnachweis: Geburtenprotokoll – Physiologischer Verlauf

Geburt: Physiologischer Verlauf

Name:

								Betreuung von physiologischen Geburtsverläufen: 40				
Anzahl	Datum	Alter	Grav.	Para	SSW	EP	AP	Geburts-modus, Lage	Besonder-heiten	Epi/DR	NGP	Naht.-Ass.	Erst-ver-sorg.	Unterschrift

Tätigkeitsnachweis: Geburtenprotokoll – Pathologischer Verlauf

Geburt: Pathologischer Verlauf | Betreuung von gefährdeten Gebärenden: 40

Name:

Anzahl	Datum	Alter	Grav.	Para	SSW	EP	AP	Geburts-modus, Lage	Besonder-heiten, Pathologie	Epi/DR	NGP	Naht.-Ass.	Erst-ver-sorg.	Unterschrift

Tätigkeitsnachweis: Neugeborenes – Physiologie

Anzahl	Datum	Lebenstag/-monat	Aufgabe in der Versorgung des Neugeborenen und Beratungsthema (wird je nach Aufgabe selbstständig eingetragen)

Teil III Anhang
　　　　Rechtliche Grundlagen und Literatur

1 Gesetz über das Studium und den Beruf von Hebammen (Hebammengesetz – HebG)

Ausfertigungsdatum: 22.11.2019
Vollzitat: »Hebammengesetz vom 22. November 2019 (BGBl. I S. 1759)«
Ersetzt G 2124-14 v. 4.6.1985 I 902 (HebG 1985)
(Das G wurde als Art. 1 des G v. 22.11.2019 I 1759 vom Bundestag mit Zustimmung des Bundesrates beschlossen. Es tritt gem. Art. 5 Abs. 4 Satz 1 dieses G am 1.1.2020 in Kraft. § 71 tritt gem. Art. 5 Abs. 3 Satz 1 mit Ausnahme des Abs. 2 Satz 2 am 29.11.2019 in Kraft. § 71 Abs. 2 Satz 2 tritt gem. Art. 5 Abs. 3 Satz 2 am 1.3.2020 in Kraft.)

Unterabschnitt 2
Der berufspraktische Teil des Studiums

§ 13 Praxiseinsätze
(1) Der berufspraktische Teil umfasst Praxiseinsätze
  1. in Krankenhäusern, die zur Versorgung nach § 108 des Fünften Buches Sozialgesetzbuch zugelassen sind, und
  2. bei freiberuflichen Hebammen oder in ambulanten hebammengeleiteten Einrichtungen, welche die im Vertrag nach § 134a Absatz 1 des Fünften Buches Sozialgesetzbuch geregelten Qualitätsanforderungen erfüllen. Praxiseinsätze nach Satz 1 Nummer 2 können auch in weiteren zur berufspraktischen Ausbildung von Hebammen geeigneten Einrichtungen stattfinden.
(2) Die Praxiseinsätze dürfen nur in Krankenhäusern, bei freiberuflichen Hebammen, in ambulanten hebammengeleiteten Einrichtungen oder weiteren Einrichtungen durchgeführt werden, die sicherstellen, dass die studierende Person während eines Praxiseinsatzes durch eine praxisanleitende Person im Umfang von mindestens 25 Prozent der von der studierenden Person während eines Praxiseinsatzes zu absolvierenden Stundenanzahl angeleitet wird. Abweichend von Satz 1 können die Länder bis zum Jahr 2030 einen geringeren Umfang für die Praxisanleitung vorsehen, jedoch nicht unter 15 Prozent der von der studierenden Person während eines Praxiseinsatzes zu absolvierenden Stundenanzahl. Im Fall von Rechtsverstößen kann die zuständige Landesbehörde einem Krankenhaus, einer freiberuflichen Hebamme, einer ambulanten hebammengeleiteten Einrichtung oder einer weiteren Einrichtung die Durchführung der Praxiseinsätze untersagen.
(3) Welche Krankenhäuser, freiberuflichen Hebammen, ambulanten hebammengeleiteten Einrichtungen oder weiteren Einrichtungen für die Durchführung von Praxiseinsätzen im Hebammenstudium geeignet sind, bestimmt sich nach den jeweiligen landesrechtlichen Regelungen.

§ 14 Praxisanleitung
Die praxisanleitende Person führt die Studierenden schrittweise an die Wahrnehmung der im Hebammenberuf anfallenden Aufgaben heran und begleitet die Studierenden während ihres Lernprozesses im jeweiligen Praxiseinsatz. Sie ist während des jeweiligen Praxiseinsatzes Ansprechpartnerin für die verantwortliche Praxiseinrichtung und für die jeweilige Hochschule.

§ 15 Die verantwortliche Praxiseinrichtung
(1) Eine Praxiseinrichtung übernimmt die Verantwortung für die Durchführung des berufspraktischen Teils gegenüber der studierenden Person (verantwortliche Praxiseinrichtung). Sie schließt mit der studierenden Person für die Dauer des Studiums einen Vertrag nach Abschnitt 2 dieses Teils.
(2) Verantwortliche Praxiseinrichtung im Sinne von Absatz 1 kann nur ein Krankenhaus nach § 13 Absatz 1 Satz 1 Nummer 1 sein.

2 Studien- und Prüfungsverordnung für Hebammen (HebStPrV)

Ausfertigungsdatum: 08.01.2020
Vollzitat: »Studien- und Prüfungsverordnung für Hebammen vom 8. Januar 2020 (BGBl. I S. 39)«
Ersetzt V 2124-1-10 v. 3.9.1981 I 923 (HebAPrO) § 43 Abs. 4 tritt gem. § 60 Abs. 1 Satz 2 dieser V am 1.3.2020 in Kraft

§ 10 Qualifikation der Praxisanleitung
(1) Zur Praxisanleitung befähigt ist eine Person, wenn sie über eine Erlaubnis zum Führen der Berufsbezeichnung »Hebamme« nach § 5 Absatz 1 des Hebammengesetzes oder »Hebamme« oder »Entbindungspfleger« nach § 1 Absatz 1 des Hebammengesetzes in der bis zum 31. Dezember 2019 geltenden Fassung verfügt, über Berufserfahrung als Hebamme in dem jeweiligen Einsatzbereich von mindestens zwei Jahren verfügt, eine berufspädagogische Zusatzqualifikation im Umfang von mindestens 300 Stunden absolviert hat und kontinuierliche berufspädagogische Fortbildungen im Umfang von mindestens 24 Stunden jährlich absolviert. Die Länder können den Zeitraum, in dem die berufspädagogischen Fortbildungen nach Satz 1 Nummer 4 zu absolvieren sind, auf bis zu drei Jahre verlängern. Der Stundenumfang ist entsprechend zu erhöhen.
(2) Die in Absatz 1 geregelten Qualifikationsanforderungen sind der zuständigen Behörde nachzuweisen.
(3) Abweichend von Absatz 1 kann die Praxisanleitung in den Praxiseinsätzen nach § 6 Absatz 2 von jeder Person durchgeführt werden, die zur entsprechenden Kompetenzvermittlung befähigt ist.

Anlage 1 (zu § 1, § 3 Absatz 1, § 6 Absatz 1,
§ 7 Absatz 1 und 2,
§ 13 Absatz 1, § 21 Absatz 1, § 24 Absatz 1,
§ 28 Absatz 1 und 2,
§ 45 Absatz 3, § 48 Absatz 2, § 49 Absatz 1
und § 50 Absatz 2)
Kompetenzen für die staatliche Prüfung
zur Hebamme

(Fundstelle: BGBl. I 2020, 51–53)
Selbstständige und evidenzbasierte Förderung und Leitung physiologischer Prozesse während Schwangerschaft, Geburt, Wochenbett und Stillzeit. Erkennen von Risiken und Regelwidrigkeiten bei der Frau und dem Kind sowie Gewährleistung einer kontinuierlichen Hebammenversorgung unter Hinzuziehung der erforderlichen ärztlichen Fachexpertise.

Schwangerschaft
Die Absolventinnen und Absolventen verfügen über evidenzbasierte Kenntnisse und Fertigkeiten zur Förderung der physiologischen Schwangerschaft, stellen eine Schwangerschaft fest und überwachen und beurteilen die mütterliche und kindliche Gesundheit sowie die Entwicklung des ungeborenen Kindes durch erforderliche klinische Untersuchungen und Assessmentinstrumente, klären über die Untersuchungen auf, die für eine möglichst frühzeitige Feststellung von Risikoschwangerschaften oder von Regelwidrigkeiten und Komplikationen in der Schwangerschaft geeignet sind; verfügen über Kenntnisse über die Implikationen vorgeburtlicher genetischer Untersuchungen und wirken bei Bedarf auf die Hinzuziehung weiterer Expertise hin; die Vorschriften des Gendiagnostikgesetzes bleiben unberührt, beraten die Frau hinsichtlich der physiologischen Veränderungen in der Schwangerschaft und hinsichtlich eines gesunden Lebensstils einschließlich ausgewogener Ernährung zur Förderung der mütterlichen und kindlichen Gesundheit und lindern Schwangerschaftsbeschwerden durch geeignete Maßnahmen, beurteilen die Ressourcen und Belastungen der schwangeren Frau und ihrer Familie und wirken bei Bedarf auf die Hinzuziehung weiterer Expertise hin, verfügen über Kenntnisse des physiologischen Verlaufs der Geburt und des Wochenbetts sowie über Kenntnisse der Prozesse der Familiengründung und bereiten die schwangere Frau und ihre Familie ihrer individuellen Lebenssituation entsprechend auf die Geburt, das Wochenbett und die Elternschaft vor, beraten die Frau bei der Wahl des geeigneten Geburtsorts und erstellen mit ihr bei Bedarf einen individuellen Geburtsplan und erkennen Anzeichen von Regelwidrigkeiten, die eine ärztliche Behandlung erforderlich machen, und ergreifen die im jeweiligen Fall angemessenen Maßnahmen für eine ärztliche Behandlung.

Geburt
Die Absolventinnen und Absolventen verfügen über evidenzbasierte Kenntnisse und Fertigkeiten zur Förderung der physiologischen Geburt, leiten physiologisch verlaufende Geburten bei Schädellage, führen bedarfsabhängig einen Scheidendammschnitt aus und vernähen die Wunde oder unkomplizierte Geburtsverletzungen, untersuchen und überwachen nach der Geburt die Frau und das Neugeborene und fördern die Eltern-Kind-Bindung sowie die Aufnahme des Stillens, betreuen die Frau während der Geburt und überwachen das ungeborene Kind sowie den Geburtsverlauf mit Hilfe geeigneter klinischer und technischer Mittel, erkennen Anzeichen von Regelwidrigkeiten, die eine ärztliche Behandlung erforderlich machen und ergreifen die im jeweiligen Fall angemessenen Maß-

nahmen für eine ärztliche Behandlung, erklären der Frau und ihrer Begleitperson bei Bedarf die Notwendigkeit einer ärztlichen Behandlung, übergeben die Frau, das Neugeborene oder beide bei Bedarf fachgerecht in die ärztliche Weiterbehandlung und leisten Hilfe bei ärztlichen Maßnahmen unter Fortsetzung der Hebammenhilfe, führen im Dringlichkeitsfall eine Steißgeburt durch, leiten im Notfall und bei Abwesenheit einer Ärztin oder eines Arztes die medizinisch erforderlichen Maßnahmen ein und führen insbesondere eine manuelle Ablösung der Plazenta, an die sich gegebenenfalls eine manuelle Nachuntersuchung der Gebärmutter anschließt, durch, führen im Notfall die Wiederbelebungsmaßnahmen bei der Frau, beim Neugeborenen oder bei beiden durch, führen ärztlich angeordnete Maßnahmen eigenständig durch, insbesondere Maßnahmen der Erstversorgung bei der Frau und dem Neugeborenen nach geburtshilflichen Eingriffen und Operationen, und betreuen und begleiten die Frau und ihre Familie bei Totgeburten und Fehlgeburten sowie bei Abbrüchen von Schwangerschaften nach der zwölften Schwangerschaftswoche.

Wochenbett und Stillzeit
Die Absolventinnen und Absolventen verfügen über evidenzbasierte Kenntnisse und Fertigkeiten zur Förderung des physiologischen Wochenbetts, untersuchen und versorgen die Frau und das Neugeborene und beurteilen die Gesundheit der Frau, des Neugeborenen und des Säuglings sowie die Bedürfnisse und die Lebenssituation der Familie, erklären der Frau und dem anderen Elternteil die postpartalen Adaptationsprozesse, fördern das Stillen, leiten die Frau zum Stillen des Neugeborenen und Säuglings an und leisten Hilfestellung bei Stillproblemen, beraten die Frau und den anderen Elternteil zur Ernährung, Pflege und Hygiene des Neugeborenen und des Säuglings, leiten sie zur selbstständigen Versorgung des Neugeborenen und Säuglings an und beraten sie bezüglich der Inanspruchnahme von Untersuchungen und Impfungen, erklären der Frau und dem anderen Elternteil die Bedürfnisse eines Neugeborenen und Säuglings und die entsprechenden Anzeichen dafür und leiten die Frau und den anderen Elternteil zu einer altersgerechten Interaktion mit dem Neugeborenen und Säugling an, beraten die Frau zur Förderung der Rückbildungsprozesse und eines gesunden Lebensstils, beraten die Frau zu Fragen der Familienplanung und klären sie angemessen auf, erkennen Anzeichen von Regelwidrigkeiten, die eine ärztliche Behandlung erforderlich machen, und ergreifen die im jeweiligen Fall angemessenen Maßnahmen für eine ärztliche Behandlung, erkennen belastende Lebenssituationen und psychosoziale Problemlagen bei der Frau und ihrer Familie und wirken bedarfsabhängig auf Unterstützungsmaßnahmen hin und erkennen die besondere Bedarfslage von intergeschlechtlichen Neugeborenen und Säuglingen oder von Neugeborenen und Säuglingen mit Behinderung und wirken bedarfsabhängig auf Unterstützungsmaßnahmen hin.

Wissenschaftsbasierte Planung, Organisation, Durchführung, Steuerung und Evaluation auch von hochkomplexen Betreuungsprozessen unter Berücksichtigung von Wirtschaftlichkeit, Effektivität, Qualität, Gesundheitsförderung und Prävention während Schwangerschaft, Geburt, Wochenbett und Stillzeit
Die Absolventinnen und Absolventen erschließen und bewerten gesicherte Forschungsergebnisse entsprechend dem allgemein anerkannten Stand hebammenwissenschaftlicher, medizinischer und weiterer bezugswissenschaftlicher Erkenntnisse und integrieren diese Erkenntnisse in ihr Handeln, nutzen digitale Fertigkeiten, forschungsgestützte Problemlösungen und neue Technologien für die Gestaltung einer wirtschaftlichen, effektiven und qualitativ hochwertigen Hebammentätigkeit, führen selbstständig die Planung, Organisation, Implementierung, Steuerung und Evaluation von Betreuungsprozessen bei Frauen (und ihren Familien) während Schwangerschaft, Geburt, Wochenbett und Stillzeit bei physiologischem Verlauf durch und berücksichtigen kontinuierlich die Bedürfnisse der Frau und des Kindes sowie die Gesundheitsförderung und Prävention, kooperieren mit Ärztinnen und Ärzten und anderen Berufsgruppen bei der Planung, Organisation, Durchführung, Steuerung und Evaluation von Betreuungsprozessen bei Frauen und ihren Familien mit pathologischem Verlauf während Schwangerschaft, Geburt, Wochenbett und Stillzeit und analysieren, evaluieren und reflektieren Effektivität und Qualität ihres beruflichen Handelns während Schwangerschaft, Geburt, Wochenbett und Stillzeit auf der Grundlage hebammen- und bezugswissenschaftlicher Methoden, Theorien und Forschungsergebnisse.

Förderung der Selbstständigkeit der Frauen und Wahrung ihres Rechts auf Selbstbestimmung während Schwangerschaft, Geburt, Wochenbett und Stillzeit unter Einbezug ihrer Lebenssituation, ihrer biographischen Erfahrungen sowie von Diversitätsaspekten unter Beachtung der rechtlichen Handlungspflichten
Die Absolventinnen und Absolventen berücksichtigen und unterstützen die Autonomie und Selbstbestimmung der Frauen unter Einbezug ihrer Rechte, ihrer konkreten Lebenssituation, der ethnischen Herkunft, dem sozialen, biographischen, kulturellen und religiösen Hintergrund, der sexuellen Orientierung und Transsexualität, Intergeschlechtlichkeit sowie der Lebensphase der Frauen und ihrer Familien, berücksichtigen die besonderen Belange von Frauen mit Behinderungen und chronischen Erkrankungen sowie von Frauen mit Erfahrungen von Gewalt, insbesondere von sexualisierter Gewalt sowie der weiblichen Genitalverstümmelung, beraten Frauen und ihre Familien zu Hilfsangeboten im Fall von Gewalt, insbesondere häusliche Gewalt, wirken bei einem Risiko im Hinblick auf Vernachlässigung, Misshandlung oder sexuellen Missbrauch des Säuglings auf die Inanspruchnahme von präventiven Unterstützungsangeboten hin und leiten bei Verdacht auf Kindeswohlgefährdung die erforderlichen Schritte ein.

Personen- und situationsorientierte Kommunikation während des Betreuungsprozesses
Die Absolventinnen und Absolventen tragen durch personen- und situationsorientierte Kommunikation mit Frauen, Kindern und Bezugspersonen zur Qualität des Betreuungsprozesses bei, tragen durch ihre Kommunikation zur Qualität der interprofessionellen Versorgung des geburtshilflichen Teams und in sektorenübergreifenden Netzwerken bei, gestalten und evaluieren theoriegeleitet Beratungskonzepte sowie Kommunikations- und Beratungsprozesse und tragen durch zeitnahe, fachgerechte und prozessorientierte Dokumentation von Maßnahmen während Schwangerschaft, Geburt, Wochenbett und Stillzeit zur Qualität der Informationsübermittlung und zur Patientensicherheit bei.

Verantwortliche Gestaltung des intra- und interprofessionellen Handelns in unterschiedlichen systemischen Kontexten, Weiterentwicklung der hebammenspezifischen Versorgung von Frauen und ihren Familien sowie Mitwirkung an der Entwicklung von Qualitäts- und Risikomanagementkonzepten, Leitlinien und Expertenstandards
Die Absolventinnen und Absolventen analysieren und reflektieren die hebammenrelevanten Versorgungsstrukturen, die Steuerung von Versorgungsprozessen und die intra- und interprofessionelle Zusammenarbeit, entwickeln bei der Zusammenarbeit individuelle, multidisziplinäre und berufsübergreifende Lösungen vor allem für regelwidrige Schwangerschafts-, Geburts- und Wochenbettverläufe und setzen diese Lösungen teamorientiert um, wirken mit an der interdisziplinären Weiterentwicklung und Implementierung von wissenschaftsbasierten, evidenzbasierten und innovativen Versorgungskonzepten während Schwangerschaft, Geburt, Wochenbett und Stillzeit und wirken mit an der intra- und interdisziplinären Entwicklung, Implementierung und Evaluation von Qualitätsmanagementkonzepten, Risikomanagementkonzepten, Leitlinien und Expertenstandards.

Reflexion und Begründung des eigenen Handelns unter Berücksichtigung der rechtlichen, ökonomischen und gesellschaftlichen Rahmenbedingungen und berufsethischen Werthaltungen und Einstellungen sowie Beteiligung an der Berufsentwicklung
Die Absolventinnen und Absolventen analysieren wissenschaftlich begründet rechtliche, ökonomische und gesellschaftliche Rahmenbedingungen und beteiligen sich an gesellschaftlichen Aushandlungsprozessen zur qualitätsgesicherten Hebammentätigkeit, identifizieren berufsbezogene Fort- und Weiterbildungsbedarfe und erkennen die Notwendigkeit des lebenslangen Lernens als einen Prozess der fortlaufenden persönlichen und fachlichen Weiterentwicklung, analysieren und reflektieren wissenschaftlich begründet berufsethische Werthaltungen und Einstellungen, orientieren sich in ihrem Handeln in der Hebammenpraxis an der Berufsethik ihrer Profession und treffen in moralischen Konflikt- und Dilemmasituationen begründete ethische Entscheidungen unter Berücksichtigung der Menschenrechte und entwickeln ein fundiertes berufliches Selbstverständnis und wirken an der Weiterentwicklung der Profession mit.

Anlage 3 (zu § 8 Absatz 2, den §§ 12 und 18 Absatz 2) Inhalt der Praxiseinsätze
HebStPrV – Studien- und Prüfungsverordnung für Hebammen (Fundstelle: BGBl. I 2020, 55)
Während der Praxiseinsätze sind insbesondere folgende Tätigkeiten auszuüben:
Beratung Schwangerer mit mindestens 100 vorgeburtlichen Untersuchungen, Überwachung und Pflege von mindestens 40 Frauen während der Geburt, Durchführung von mindestens 40 Geburten durch die studierende Person selbst; wenn diese Zahl nicht erreicht werden kann, kann sie im begründeten Ausnahmefall auf 30 Geburten gesenkt werden, sofern die studierende Person außerdem an 20 weiteren Geburten teilnimmt, aktive Teilnahme an ein oder zwei Steißgeburten; ist dies aufgrund einer ungenügenden Zahl von Steißgeburten nicht möglich, ist der Vorgang zu simulieren, Durchführung des Scheidendammschnitts und Einführung in die Vernähung der Wunde; die Praxis der Vernähung umfasst die Vernähung der Episiotomien und kleiner Dammrisse und kann im begründeten Ausnahmefall auch simuliert werden, Überwachung und Pflege von 40 gefährdeten Schwangeren, Frauen während der Geburt und Frauen im Wochenbett, Überwachung und Pflege, einschließlich Untersuchung von mindestens 100 Frauen im Wochenbett und 100 gesunden Neugeborenen, Überwachung und Pflege von Neugeborenen, einschließlich Frühgeborenen, Spätgeborenen sowie von untergewichtigen und kranken Neugeborenen, Pflege pathologischer Fälle in der Frauenheilkunde und Geburtshilfe, Einführung in die Pflege pathologischer Fälle in der Medizin.

Literatur

Arens, F. (2015). Gesetzlicher Auftrag zur Praxisbegleitung und Praxisanleitung in den Gesundheitsberufen. In: Arens, F. (Hrsg.) Praxisbegleitung in der beruflichen und akademischen Pflegeausbildung (S. 26–49). Berlin: wvb.

Balzer, S., Mischkowitz, T., (2007). Lernaufgaben für die lernfeldorientierte Ausbildung in den Pflegeberufen. Hannover: Brigitte Kunz Verlag.

Butler, M.M., Fraser, F.M., Murphy, R.J.L. (2008). *What are the essential competencies required of a midwife at the point of registration*. Midwifery, 24(3), 260–269.

Darmann-Finck, I., Reuschenbach, B. (2018). Pflege studieren – Intentionen, Strukturen und Erfahrungen. In: Sahmel, K.H. (Hrsg.) Hochschuldidaktik der Pflege und Gesundheitsfachberufe (S. 63–74). Berlin: Springer.

Deutscher Hebammenverband (2021). Praxisanleitung bei klinisch und außerklinischen Einsätzen – Qualifizierung zur Praxisanleitung und Kooperationen mit Kliniken. Zugriff am 30.05.2022 unter https://www.hs-gesundheit.de/fileadmin/user_upload/Institute/inbig/21-2_DHV_Qualifizierung_zur_Praxisanleitung__1_.pdf

Johns, C. (2022). Becoming a reflective practitioner. Oxford: Wiley-Blackwell.

Lüftl, K. (2019). Wie findet Praxisbegleitung im dualen Bachelorstudiengang Pflege der Technischen Hochschule Rosenheim statt. In: Lüftl, K., Kerres, A., Felber, B. (Hrsg.) Praxisbegleitung – Perspektiven für die berufliche und akademische Pflegebildung (S. 47–81). Berlin: Springer.

Nicholls, L., Webb, C. (2006). *What makes a good midwife – An integrative review of methodologically-diverse research*. Journal of Advanced Nursing, 56(4), 414–429.

Pehlke-Milde, J. (2009). *Ein Kompetenzprofil für die Hebammenausbildung – Grundlage einer lernergebnisorientierten Curriculumsentwicklung*. Zugriff am 27.05.2022 unter https://refubium.fu-berlin.de/bitstream/handle/fub188/2171/Diss_Pehlke-Milde_Kompetenzprofil_ohne_LL.pdf

Power, A. (2016). *Midwifery in the 21st century: Are students prepared for the challenge*. British Journal of Midwifery, 24(1), 66–68.

Scherpe, M., Schneider, K. (2010). *Gespräche zum Lernstand führen*. Forum Ausbildung, 4(1), 2–18.

Schönhardt, S., Plappert, C., Graf, J. et al. (2020). *Neuordnung der Hebammenausbildung*. Frauenheilkunde up2date, 14(3), 211–223.

Stiefel, A., Brendel, K., Bauer, N. (2020). Hebammenkunde. Lehrbuch für Schwangerschaft, Wochenbett und Beruf, 6. Auflage. Thieme: Stuttgart.